ZAKARIA -ZOHEIR ADDOU
NABIL TABET-AOUEL
DJAMILA-DJAHIDA BATOUCHE

ANESTESIA GERAL EM CRIANÇAS

ZAKARIA -ZOHEIR ADDOU
NABIL TABET-AOUEL
DJAMILA-DJAHIDA BATOUCHE

ANESTESIA GERAL EM CRIANÇAS

Anestesia de sedação fora da sala de operações

ScienciaScripts

Imprint

Any brand names and product names mentioned in this book are subject to trademark, brand or patent protection and are trademarks or registered trademarks of their respective holders. The use of brand names, product names, common names, trade names, product descriptions etc. even without a particular marking in this work is in no way to be construed to mean that such names may be regarded as unrestricted in respect of trademark and brand protection legislation and could thus be used by anyone.

Cover image: Disponibilizado pelo autor

This book is a translation from the original published under ISBN 978-620-3-41538-4.

Publisher:
Sciencia Scripts
is a trademark of
Dodo Books Indian Ocean Ltd., member of the OmniScriptum S.R.L Publishing group
str. A.Russo 15, of. 61, Chisinau-2068, Republic of Moldova Europe
Printed at: see last page
ISBN: 978-620-4-03861-2

ANESTESIA GERAL EM CRIANÇAS FORA DA SALA DE OPERAÇÕES

Autor principal

ADDOU Zakaria Zoheir

Palestrante A em Anestesia Pediátrica e Cuidados Intensivos

Faculdade de Medicina de Oran Ahmed Benbella 1

Co-autores

TABET AOUEL Nabil

Professor de Anestesia e Cuidados Intensivos

Faculdade de Medicina de Oran Ahmed Benbella 1

BATOUCHE Djamila Djahida

Professor de Anestesia Pediátrica e Cuidados Intensivos

Faculdade de Medicina de Oran Ahmed Benbella 1

AOUFFEN Nabil

Professor de Anestesia e Cuidados Intensivos

Faculdade de Medicina de Oran Ahmed Benbella 1

PREÂMBULO

A utilização de anestesia geral fora do bloco operatório infantil para procedimentos diagnósticos e terapêuticos em crianças é necessária para reduzir a dor e a violência geradas por estes procedimentos. Permite que as crianças se submetam a estes procedimentos com conforto e segurança. É inaceitável permitir que uma criança sofra, que a imobilize ou que administre sedação inadequada, especialmente as que exigem procedimentos dolorosos repetidos. No entanto, há factores que podem comprometer a segurança anestésica de uma criança.

Este manual inclui as indicações para anestesia geral fora da sala de operações, os riscos envolvidos e a forma de a executar em segurança.

Destina-se a médicos residentes e especialistas em anestesia - reanimação, anestesistas auxiliares - reanimadores, pediatras e radiologistas

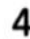

CONTEÚDO

ABREVIATURAS

PAA	Academia Americana de Pediatria
CCPA	Colégio Americano de Médicos do Tórax
ACEP	Colégio Americano de Médicos de Emergência
AHB	Anestesia fora do bloco
AG	Anestesia geral
AL	Anestésicos locais
ASA	Sociedade Americana de Anestesiologia
ERCP	Colangiopancreatografia retrógrada
CAPS	Sedação Personalizada Assistida por Computador
DOCS	Escalas de condições operacionais de Dartmouth
ETCO2	CO_2 final
FDA	Administração de Alimentos e Drogas
GCS	Escala de coma de Glasgow
HbCO	Carboxihaemoglobina
EM	Intra-nasal
IM	Intramuscular
IV	Intravenoso
MRI	Imagem de ressonância magnética
MetHb	Metemoglobina
MOAA/S	Avaliação de Alerta/Sedação do Observador Modificado

MMWT	Manutenção Modificada do Teste de Vigilância
RSS	Escala de Sedação Ramsay
OAA/SS	Avaliação de Alerta/Sedação do Observador
OGD	Oesogastroduodenoscopia
PIS	Síndrome de Infusão de Propofol
PSRC	Consórcio de Investigação de Sedação Pediátrica
PEDS-CORI	Sistema de Base de Dados de Endoscopia Pediátrica - Pesquisa de Resultados Clínicos
PAM	tensão arterial média
PAD	tensão arterial diastólica
SAS	Escala de Agitação de Sedação
OSA	Síndrome da apneia obstrutiva do sono
SIO	Esfíncteres do esófago inferior
SpO2	Saturação de oxigénio por pulso
TCI	Infusão controlada por alvos
CT	Varrimento CT
TIVA	Anestesia intravenosa total
UMSS	Escala de Sedação da Universidade de Michigan
USI	Unidade de cuidados intensivos

INTRODUÇÃO

É necessário fornecer anestesia geral fora da sala de operações para procedimentos diagnósticos e terapêuticos, a fim de permitir que os pediatras não cirúrgicos possam realizar exames e/ou procedimentos. A violência e a dor assim geradas reforçarão a memória e criarão verdadeiros eventos traumáticos cujos vestígios serão expressos por comportamentos evitadores durante os gestos subsequentes. Actualmente, é inaceitável permitir que uma criança sofra, que a imobilize ou que lhe dê sedação inadequada, particularmente naqueles que exigem procedimentos repetidos e dolorosos.

Estes procedimentos diagnósticos ou terapêuticos são melhor realizados quando a criança está imóvel durante todo o procedimento e o medo, dor e ansiedade associados a estes procedimentos são controlados.

A anestesia fora do teatro (OTA) é o conjunto de técnicas anestésicas executadas fora das paredes da sala de operações permitindo a prática de procedimentos em radiologia, cardiologia, urologia, gastroenterologia, odontologia, otorrinolaringologia, cuidados intensivos, serviços de emergência, etc. No nosso trabalho, limita-se à anestesia intravenosa exclusiva e deve :

- Manter a criança em segurança;
- Minimizar o desconforto físico e a dor;
- Minimizar as respostas psicológicas negativas associadas à dor e ao stress;
- Para induzir a mais completa amnésia possível do gesto;
- Controlar o comportamento da criança;
- Facilitar a prática do exame ;
- Melhorar o conforto da criança.

BHA não se trata apenas de administrar os agentes farmacológicos que permitem a realização do procedimento, mas também de avaliar os benefícios/riscos nos diferentes locais onde este é realizado. Os anestésicos têm efeitos negativos no estado respiratório, estado cardiovascular, e outros efeitos secundários como náuseas e vómitos, que o praticante deve saber gerir. Embora seja nosso dever minimizar a dor e a ansiedade dos nossos pacientes, é também nosso dever mantê-los a salvo.

A necessidade de fornecer às crianças uma cobertura anestésica genuína para qualquer procedimento é agravada pela necessidade de segurança, uma vez que o BHA envolve riscos genuínos devido a um ambiente menos familiar para o anestesista, um espaço de trabalho estreito, equipamento volumoso, acesso limitado ao paciente, e pessoal menos familiarizado com uma criança anestesiada. Por conseguinte, a BHA exige as mesmas condições de segurança que a sala de operações tradicional. Durante o procedimento, a administração de anestésicos permitirá à criança atingir um estado de sedação profunda e anestesia geral (AG) que pode resultar em complicações respiratórias e circulatórias significativamente mais elevadas em crianças em comparação com os adultos.

A maioria destes eventos adversos são respiratórios e devem-se principalmente a uma avaliação e monitorização inadequadas, dosagem incorrecta de drogas, múltiplas drogas de sedação utilizadas ao mesmo tempo e uma sala de recuperação inadequada

A não prestação de assistência após complicações de BHA representa um grande risco para a segurança da criança. É portanto necessário prevenir, reconhecer e tratar rapidamente os efeitos adversos (hipoxemia, hipoventilação e obstrução das vias aéreas) a fim de evitar a evolução para acidentes graves (lesões neurológicas e morte). O desenvolvimento e a normalização de protocolos de acordo com as recomendações de sociedades eruditas sobre avaliação, monitorização e gestão dos efeitos secundários da HAB levou a uma redução da incidência de efeitos secundários graves. Apesar disso, as queixas de morte continuam a ser observadas. A anestesia segura não deve conduzir a danos físicos ou psicológicos.

1. AVALIAÇÃO DA SEDAÇÃO

1.1. DEFINIÇÃO DE SEDAÇÃO

Os procedimentos de sedação são definidos como técnicas de administração de agentes sedativos com o objectivo de reduzir a ansiedade e induzir uma depressão de consciência, permitindo a realização de procedimentos exploratórios, mantendo o controlo das vias respiratórias e da oxigenação, sem depressão cardiovascular.

A Sociedade Americana de Anestesiologia (ASA) e a Academia Americana de Pediatria (AAP) definiram a sedação como um contínuo de quatro níveis de sedação, induzida pela administração de agentes farmacológicos, desde a ansiólise com consciência mantida, até à perda completa da consciência sem resposta a estímulos dolorosos, definindo a anestesia geral (1-3) (figura 1).

- **Sedação suave** (ansiólise): o paciente responde normalmente a comandos verbais. A patência das vias aéreas superiores, a ventilação espontânea e a função cardiovascular não são afectadas;
- **Sedação moderada**: um estado de consciência deprimida em que o paciente permanece capaz de responder adequadamente a comandos simples e retém o controlo das vias aéreas;
- **Sedação profunda**: um estado de consciência deprimida em que o paciente é difícil de despertar e é incapaz de responder a comandos simples e *responde de forma adaptável a estímulos dolorosos* que podem ser acompanhados por perda parcial ou total dos reflexos protectores das vias aéreas;
- **Anestesia geral**: um estado de inconsciência em que o paciente não pode ser despertado apesar de estímulos dolorosos e *perde a capacidade de responder aos estímulos* com gestos dirigidos, acompanhados pela perda dos reflexos protectores das vias aéreas.

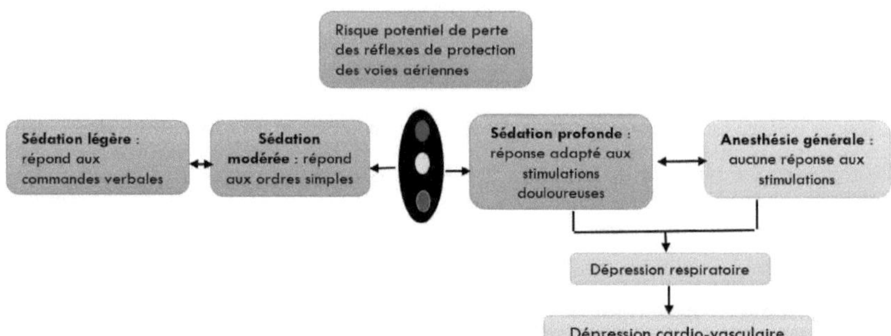

Figura 1: Sedação contínua: inspirada em (1)

A progressão da sedação ligeira para a anestesia geral é uma continuação na qual o paciente pode facilmente passar de um nível de sedação para outro. Além disso, a resposta do paciente é altamente variável, com alguns a ficarem profundamente sedados após doses mínimas, enquanto outros requerem doses mais elevadas. Variabilidade na sensibilidade, overdose, interacções medicamentosas podem fazer com que a criança entre rapidamente num estado de AG que pode não ser reconhecido ou ser mal gerido.

O American College of Emergency Physicians (ACEP) propôs a definição de sedação induzida por cetamina como um estado cataléptico caracterizado por analgesia profunda e amnésia, preservando ao mesmo tempo os reflexos de protecção das vias aéreas e a ventilação espontânea. Este estado deve ser considerado distinto das outras fases do continuum de sedação acima descritas porque o estado dissociativo induzido pela cetamina é alcançado desde o início ((4).

1.2 AVALIAÇÃO DA SEDAÇÃO

A necessidade de uma avaliação correcta e precisa do nível de sedação levou ao desenvolvimento de vários instrumentos de medição. Há um grande número de métodos para avaliar a profundidade da sedação. Alguns são clínicos, outros baseiam-se na medição da actividade electroencefalográfica.

1.2.1. ESCALAS DE SEDAÇÃO

Muitas escalas qualitativas têm sido desenvolvidas. Mais de trinta estão listados na literatura. Estas diferentes escalas tornam possível combinar um estado clínico com um nível de sedação. Relataremos aqui os mais utilizados no contexto de sedação e anestesia geral fora da sala de operações.

a) ESCALA RAMSAY

A Escala de Sedação Ramsay (RSS) foi originalmente desenvolvida por Ramsay e colegas em 1974 para pacientes de cuidados intensivos (5) (quadro 1). É validado por vários métodos, comparando-o com a Escala de Coma de Glasgow (GCS) e a Escala de Agitação de Sedação (SAS). É a escala mais antiga e mais amplamente utilizada na avaliação e monitorização da sedação na prática diária. A escala SAS cobre todos os níveis de sedação mas não permite a separação de uma resposta adequada de uma resposta inadequada. Na sua versão inicial, tem seis fases. Inclui um item (fase 1) que corresponde mais à agitação do que à sedação e, portanto, não está bem adaptado aos objectivos da sedação. A escala de Ramsay foi então modificada adicionando 2 itens (escala de Ramsay modificada) para melhor quantificar o grau de sedação. Uma pontuação de 2-3 é ansiólise, 4-5 é sedação moderada, 6 é sedação profunda e 7-8 é anestesia geral (1))(quadro 2).

Tabela 1: Escala Ramsay

Nível	Avaliação
1	Pacientes ansiosos ou agitados
2	Cooperativo, orientado, paciente calmo
3	Paciente sonolento a responder a um comando verbal
4	Doente adormecido a responder a estímulos tácteis ou acústicos
5	Doente adormecido com fraca resposta à estimulação táctil ou auditiva
6	Falta de resposta à estimulação

A estimulação táctil é uma leve percussão da glabela.

A estimulação sonora é ruidosa (palmas das mãos, gritos no ouvido, etc.)

Quadro 2: Escala Ramsay modificada

Nível	Avaliação
1	Desperta e alerta; função cognitiva quase normal
2a	Acordado e silencioso; responsivo ao comando verbal
3a	Adormecido mas facilmente desperto; responsivo ao comando verbal
4b	Adormecido. Desperta em comando verbal "alto" ou percussão glabelar
5b	Adormecido. Resposta lenta à estimulação sonora alta ou percussão glabelar
6c	Adormecido. Resposta lenta, mas adequada à estimulação algesica
7d	Adormecido. Resposta reflexa não adaptada à estimulação algérgica
8d	Falta de resposta a qualquer estímulo externo

[a] mínima; [b] moderada; [c] profunda; [d] AG

b) OAA /S E MOAA/S ESCALA

(Avaliação do Observador da Escala de Alerta/Sedação):

A escala OAA/S foi desenvolvida como um instrumento farmacológico especificamente para avaliar os efeitos sedativos dos agentes hipnóticos (Midazolam®) em adultos. Esta escala é baseada em quatro categorias (reactividade, fala, expressão facial, olhos) (6). Apesar da sua validação em adultos e da sua utilização em crianças, a escala da OAAS ainda não está validada em crianças e continua a ser difícil de utilizar na prática clínica de rotina.

A escala OAA/S foi modificada (MOAA/S). A nova versão mantém apenas o item "reactividade" da versão original. Foi acrescentado um item adicional para melhor quantificar a sedação profunda. Esta escala, a mais utilizada em adultos, ainda não foi validada em crianças (7) (quadro 3).

Quadro 3: Escala MOAA/S

Nível	**Avaliação**
5	Resposta normal à estimulação vocal; voz normal
4	Resposta letargica à estimulação vocal; voz normal
3	Resposta apenas se o estímulo de voz for forte ou repetitivo
2	Resposta apenas após estimulação mecânica (tremor)
1	Sem resposta ao tremor; resposta apenas após estimulação dolorosa (beliscão do trapézio)
0	Falta de resposta ao beliscão do trapézio

c) UNIVERSIDADE DA ESCALA DE SEDAÇÃO MICHIGANO (UMSS)

O UMSS é um instrumento de avaliação da sedação que foi validado em crianças em comparação com o OAA/S e a escala analógica visual (VAS) (8))(quadro 4(8). Avalia os níveis de sedação separadamente, conforme definido pela AAP e pela ASA. Contudo, não inclui a avaliação da dor e a medição de parâmetros vitais.

Tabela 4: Pontuação UMSS

Pontuação	**Características**
0	Totalmente desperto
1	Sedação mínima (resposta apropriada à estimulação auditiva)
2	Sedação moderada - sonolência (resposta apropriada ao estímulo táctil ou comando verbal)
3	Sedação profunda (resposta apenas à estimulação)
4	Sem resposta a estímulos

d) ESCALA DE CONFORTO

A escala COMFORT foi desenvolvida e validada em cuidados intensivos pediátricos (9). Foi testado em 37 crianças ventiladas, e a sua validade e reprodutibilidade interobservadores foram consideradas muito boas. O nível óptimo de sedação-analgesia situa-se entre os 18 e 26. Esta escala é complexa e requer vários minutos para avaliação e é mais adequada para utilização na unidade de cuidados intensivos (UCI), mas continua a ser inadequada para a avaliação de sedação para procedimentos diagnósticos e terapêuticos.

e) ESCALA DARTMOUTH OPERATIVE CONDITIONS

A escala de condições operatórias de Dartmouth (DOCS) foi desenvolvida por pediatras e anestesistas e refinada após gravação vídeo de 12 procedimentos tais como RM, TAC, redução de fractura, cateterização cardíaca e biópsia de medula óssea (10). Foi então validado após a gravação em vídeo de 95 procedimentos com sedação que foram fornecidos por enfermeiros de radiologia, anestesistas, pediatras, oncologistas e cardiologistas. Classifica a sedação em quatro domínios (Apêndice III): dor e stress, movimento, consciência e efeitos secundários da sedação. Os critérios de validade e reprodutibilidade eram excelentes. O DOCS correlacionou-se bem com a escala COMFORT B.

Quadro 5. Escala de condições operativas de Dartmouth

Estado do doente	Comportamento observado/pontos			
Dor/e stress e	*Olhos fechados ou expressão calma 0*	*Grimace ou franzido 1*	*Gritar, gritar 2*	-
Movimentos	*Calma 0*	*Movimentos aleatórios da luz 1*	*Movimentos significativos determinados 2*	*Chute, agressivo 3*
Sensibilização	*Olhos abertos 0*	*Sleepy -1*	*Olhos fechados -2*	-
Efeitos secundários da sedação	*SPO2<92 -1*	*Respiração ruidosa -1*	*Pausas respiratórias >10s -1*	*↓Blood pressão> 50% -1*

pontuação> (2) sedação inadequada; pontuação entre (2) - (-2) sedação correcta; pontuação < (-2) sedação profunda

Na prática

A principal crítica a estas escalas é que são avaliações encenadas, enquanto que o processo de sedação representa um processo contínuo desde a excitação até à anestesia geral.

Têm também a desvantagem de estimular a criança durante o procedimento, o que pode alterar a qualidade da sedação.

Considerando a carga de trabalho e o aumento da procura de serviços de sedação, a escolha da escala de avaliação da consciência deve ser uma escala válida e fácil de usar, tal como a escala de Ramsay e a UMSS. A avaliação deve ser feita pelo menos a cada 15 minutos, ou sempre que haja uma alteração no nível de sedação (por exemplo, após a administração de uma dose adicional de sedativo).

1.3. A ANESTESIA DE SEDAÇÃO?

Há confusão entre os termos luz ou sedação profunda e AG. Para alguns, a sedação utiliza agentes anestésicos, por isso é anestesia. Existem diferenças entre anestesia e sedação para justificar isolar o conceito de sedação e dedicar-lhe um desenvolvimento específico?

Os objectivos da sedação não são os da anestesia:

- Perda total de consciência, ausência de memória, imobilidade absoluta e relaxamento muscular. Estes grandes objectivos da anestesia raramente são indicados durante a sedação.

- Os agentes utilizados não são os mesmos. Os curares e algumas morfinas utilizadas para anestesia geral raramente são indicadas para sedação.

- Noções básicas de anestesia, tais como a ausência de movimento na incisão cirúrgica, têm pouca relevância para a sedação.
- O ambiente da sala de operações dá frequentemente lugar a uma sala muito mais hostil onde o anestesista e os seus vários monitores são vistos como intrusos. O acesso ao doente é limitado, o espaço do anestesista é apertado, as salas são escuras e frias e o risco de exposição à radiação ionizante é real.

Todas estas diferenças fundamentais justificam que alguns autores isolem o conceito de sedação e façam dele uma disciplina por direito próprio (11).

Reeves et al estudaram 16 crianças sedadas com propofol para aspiração de medula óssea. Descobriram que em quase todas as crianças o nível de consciência, a pontuação da actividade motora e a pontuação do Índice Bispectral (BIS) (29,7±

13,7) estavam de acordo com o nível da AG (12). Outro estudo foi realizado num departamento de emergência pediátrica onde 50 crianças foram sedadas com propofol-fentanil. O valor médio do índice BIS nadir foi de 39,5 e 78,5% dos pacientes atingiram o nível da AG. A profundidade da anestesia foi assim subestimada em 93% dos casos (13). Noutros estudos, as doses de indução de propofol utilizadas em emergências pediátricas foram 2,1± 1,3mg/kg (14) e as utilizadas para procedimentos oncológicos foram 2,5-3mg/kg (15). Estas doses correspondem a doses de indução para anestesia geral.

A sedação, desde o momento em que utiliza drogas anestésicas e dadas as dificuldades e riscos potenciais, não pode ser dissociada da AG e a sua implementação deve obedecer às mesmas regras de segurança que a sala de operações.

1.4. AS PARTICULARIDADES DA ANESTESIA FORA DO QUARTO

A gestão de pacientes fora da sala de operações apresenta certos constrangimentos ligados ao ambiente que é necessário conhecer:

- Distância física: na maioria dos casos, as salas de intervenção estão longe das salas de armazenamento e da sala de vigilância pós-intervencional. É portanto necessário antecipar a necessidade de drogas e infusões;
- Falta de espaço: os quartos intervencionais nem sempre são concebidos para acomodar uma equipa de anestesia. O acesso ao doente (especialmente à cabeça) é por vezes limitado e o espaço para anestesia é apertado. São portanto necessários cabos, mangueiras e tubos de infusão de comprimento suficiente para acomodar o movimento da mesa e a distância do paciente;
- Exposição à radiação ionizante: a radiologia interventiva expõe profissionais e pacientes à radiação ionizante. Os profissionais que não se podem afastar da fonte de radiação devem ser protegidos contra ela;
- A monitorização da temperatura é desejável, uma vez que as salas estão frias e o risco de hipotermia é real.

REFERÊNCIAS BIBLIOGRÁFICAS

1. kaplan RF CJ, yaster M,Cote C. sedação para procedimentos diagnósticos e terapêuticos fora do bloco operatório. In: Philadelphia, editor. Uma prática de anestesia para lactentes e crianças: Saunders Elseveir; 2013. p. 993-1013.

Directrizes práticas para sedação e analgesia por não analgésicos. Anesthesiology. 2002;96(4):1004-17. Epub 2002/04/20.

Cote CJ, Wilson S. Directrizes para a monitorização e gestão de pacientes pediátricos durante e após a sedação para procedimentos diagnósticos e terapêuticos: uma actualização. Pediatrics. 2006;118(6):2587-602. Epub 2006/12/05.

4 Green SM, Roback MG, Kennedy RM, Krauss B. Directriz de prática clínica para sedação dissociativa de cetamina do departamento de emergência: actualização de 2011. Ann Emerg Med. 2011;57(5):449-61. Epub 2011/01/25.

Ramsay MA, Savege TM, Simpson BR, Goodwin R. Sedação controlada com alfa-alphadolone. Br Med J. 1974;2(5920):656-9. Epub 1974/06/22.

6. Chernik DA, Gillings D, Laine H, Hendler J, Silver JM, Davidson AB, et al. Validade e fiabilidade da Escala de Avaliação de Alerta/Sedação do Observador: estudo com midazolam intravenoso. J Clin Psychopharmacol. 1990;10(4):244-51. Epub 1990/08/01.

7. Andropoulos DB. escala de sedação e critérios de descarga: como diferem? qual escolher ?aplica-se realmente à sedação. In: Mason KP, editor. sedação pediátrica fora da sala de operações springer; 2015. p. 71-82.

8 Malviya S, Voepel-Lewis T, Tait AR, Merkel S, Tremper K, Naughton N. Profundidade da sedação em crianças submetidas a tomografia computorizada: validade e fiabilidade da Escala de Sedação da Universidade de Michigan (UMSS). Br J Anaesth. 2002;88(2):241-5. Epub 2002/03/07.

9. Ambuel B HK, Marx CM,Blumer JL. avaliar a angústia em ambientes de cuidados intensivos pediátricos: a escala COMFORT. j Psicologia Pediatria. 1992;17:95-109.

Cravero JP, Blike GT, Surgenor SD, Jensen J. Desenvolvimento e validação da Escala de Condições Operacionais de Dartmouth. Anesth Analg. 2005;100(6):1614-21. Epub 2005/05/28.

11. Bruder N. [Pode a sedação ser considerada anestesia?] Ann Fr Anesth Reanim. 2002;21(6):456-7. Epub 2002/07/24. A sedação é considerada anestesia?

12 Reeves ST, Havidich JE, Tobin DP. A sedação consciente de crianças com propofol é tudo menos consciente. Pediatria. 2004;114(1):e74-6. Epub 2004/07/03.

Gamble C, Gamble J, Seal R, Wright RB, Ali S. Bispectral durante a análise processual de sedação no departamento de emergência pediátrica. Pediatria Emergente Care. 2012;28(10):1003-8. Epub 2012/10/02.

Jasiak KD, Phan H, Christich AC, Edwards CJ, Skrepnek GH, Patanwala AE. Dose de indução de propofol para pacientes pediátricos submetidos a sedação processual no departamento de emergência. Pediatria Emergente Care. 2012;28(5):440-2. Epub 2012/04/26.

15. Vardi A, Salem Y, Padeh S, Paret G, Barzilay Z. O propofol é seguro para sedação processual em crianças? Uma avaliação prospectiva do propofol versus cetamina nos cuidados críticos pediátricos. Crit Care Med. 2002;30(6):1231-6. Epub 2002/06/20.

2. INDICAÇÕES PARA ANESTESIA FORA DA SALA DE OPERAÇÕES

A utilização da AHB é indicada para facilitar a realização de procedimentos diagnósticos e terapêuticos, urgentes ou programados, dolorosos ou não, mais ou menos provocadores de ansiedade e uma fonte de medo, ansiedade e agitação. Estes procedimentos são realizados em radiologia, cardiologia, emergências, para curativos de queimaduras, colocação de linha venosa central, drenagem torácica, endoscopia gastrointestinal, broncoscopia e a lista prossegue. A escolha dos medicamentos depende se o procedimento é doloroso ou não (sedação ou analgesia) (Quadro 1). (1)

Quadro 1: Procedimentos diagnósticos e terapêuticos em crianças

Tipos de procedimento	Indicações	Objectivo de sedação	Estratégia de sedação
Não é doloroso	TAC, ressonância magnética, ecografia, EEG, ecocardiografia	imobilidade	Midazolam I.V, Propofol I.V, Etomidate I.V
Não muito doloroso	Cuidados dentários, cuidados de emergência, LP, laringoscopia por fibra óptica, irrigação ocular, flebotomia	Sedação Ansiedade imobilidade	Midazolam PO/IN/IR/I.V Cetamina I.V/I.M Protóxido de nitrogénio
Doloroso	Incisão e drenagem de abcessos, punções e biópsias de medula óssea, cateterização cardíaca, cardioversão, endoscopia digestiva e brônquica, radiologia intervencionista, VVC, redução de fractura, desbridamento de queimaduras, sutura de feridas complexas, redução de hérnias, drenagem torácica	Sedação Ansiedade Analgesia Amnésia imobilidade	Propofol I.V Propofol e fentanil I.V, Propofol e cetamina I.V, Cetamina IM/I. V, Midazolam e fentanyl I.V

IV, intravenoso; IM, intramuscular; PO, per os; IN, intranasal; MRI, ressonância magnética; EEG, electroencefalografia; LP, punção lombar; CVV, linha venosa central

2.1. RADIOLOGIA.

2.1.1. CT SCAN

Utiliza a radiação ionizante para diferenciar entre estruturas de alta e baixa densidade. As varreduras modernas são de curta duração, demoram um máximo de 10 minutos e requerem frequentemente imobilidade absoluta. Neonatos e crianças pequenas podem permanecer imóveis se lhes for dado um boneco de glicose, crianças com mais de 6 anos de idade com função cognitiva normal podem cooperar e não necessitam de qualquer forma de sedação ou anestesia. No entanto, os bebés e crianças com menos de 6 anos de idade e aqueles com deficiência cognitiva (atraso no desenvolvimento), estado cardiorrespiratório instável, necessidade de suster a respiração durante o scan (estudo dinâmico das vias aéreas) requerem sedação ou AG (2). Os diferentes níveis de sedação (moderada, profunda, AG) para permitir o desempenho da tomografia computorizada são alcançados através da utilização de vários medicamentos de sedação, incluindo midazolam ou propofol (3).

- MIDAZOLAM

  Em alguns estudos, o midazolam foi utilizado como o único agente de sedação para a TC. Mais de 500 crianças foram sedadas com midazolam 0,2 mg/kg. 7% mostraram dessaturação corrigida por simples administração de oxigénio e não necessitaram de intervenção nas vias aéreas com uma taxa de falha de 2% de sedação (4).

- PROPOFOL

  Num estudo recente **do** grupo Pediatric Sedation Research Consortium (PSRC), num total de 91189 crianças anestesiadas com propofol para diferentes procedimentos realizados em cuidados intensivos pediátricos, cuidados dentários, cateterização cardíaca, departamentos de emergência e departamentos de radiologia por ressuscitadores pediátricos**,** o departamento de radiologia foi responsável por 80% dos pacientes sedados com a menor taxa de efeitos secundários (4,7%) em comparação com outros procedimentos (5). Outros estudos compararam a eficácia do propofol/cetamina/fentanil com o propofol/fentanil para procedimentos realizados em radiologia interventiva. O grupo do propofol/fentanil teve a maior dessaturação (30%vs10%; p<0,001). A adição de baixa dose de cetamina (0,5mg/kg) diminuiu o risco de hipoxemia e de reinjecções de propofol (6).

Uma área de controvérsia que o anestesista enfrenta ao sedar a criança para a TAC é a não adesão às recomendações de jejum durante a administração per-os do meio de contraste, o que aumenta o risco de inalação pulmonar. Para obter imagens de boa qualidade, a TC deve ser realizada entre 30 a 90 minutos após a administração do meio de contraste (gastrografia), enquanto que o tempo de jejum recomendado antes da sedação para líquidos transparentes é de 2 horas. Além disso, o volume do meio de contraste pode atingir 250-350 ml em crianças de 1-5 anos de idade. Nestes casos, não há provas que sugiram uma técnica de sedação óptima. As técnicas propostas são sedação intravenosa com ventilação espontânea; indução de inalação com colocação de máscara laríngea ou uma sequência rápida de indução com intubação. Num estudo retrospectivo recente, Kharazmi et al concluíram que a administração de contraste em 85 crianças nas 2 horas anteriores à sedação com propofol para a TC abdominal em crianças era segura (7). Do mesmo modo, se a gastrografia fosse diluída, o risco de pneumonia por inalação era baixo mesmo em crianças profundamente sedadas (8). Apesar desta evidência, não foram realizados estudos de grandes séries para determinar a incidência de inalação neste cenário.

2.1.2. RESSONÂNCIA MAGNÉTICA

Em crianças, a ressonância magnética (RM) é prescrita para investigações de diagnóstico e/ou monitorização de patologias neurológicas, cancerosas, osteoarticulares, urológicas, otorrinolaringológicas e metabólicas. O campo magnético da máquina de IRM é medido em Tesla (T). O campo magnético da terra é de 0,5 T e o da máquina de ressonância magnética é de 1,5 a 3 T. Portanto, qualquer objecto ferromagnético é atraído para a máquina e pode causar danos ao paciente e ao pessoal, o chamado "efeito míssil". Por esta razão, todo o material ferromagnético deve ser evitado: clipes para papel, tesouras, relógios, próteses, agrafos metálicos. As contra-indicações à RM estão principalmente relacionadas com corpos estranhos ferromagnéticos: aparelhos dentários, pacemakers e neuroestimuladores (2).

Tal exame exige que a criança seja imobilizada durante pelo menos 50-60 minutos num túnel estreito, ruidoso, escuro e assustador, com acesso limitado às vias aéreas. Para crianças com menos de 6-7 anos de idade ou com desenvolvimento psicomotor retardado, a anestesia geral é a forma mais segura de conseguir esta imobilidade. Monitorização não magnética compatível com a sala de IRM está actualmente disponível: ventilador, monitor e bombas de infusão.

A AG é realizada com anestesia de halogéneo (9) ou anestesia intravenosa total (TIVA) (10).

A TIVA tem sido utilizada com sucesso com uma infusão contínua de propofol ou dexmedetomidina, mantendo a criança em ventilação espontânea com um tronco debaixo dos ombros e oxigénio nasal (11). Crianças com comorbidade cardiorrespiratória grave e RM de longa duração requerem uma máscara laríngea ou intubação traqueal.

A administração de halogéneo (sevoflurano) parece particularmente adequada para AG para MRI (12). O seu benefício reside numa perda de consciência e numa rápida recuperação em comparação com o propofol. As complicações respiratórias eram idênticas entre os dois grupos, mas a agitação era mais frequente ao acordar com sevoflurano (13). Um estudo recente comparou a manutenção da AG com uma infusão de propofol onde as crianças foram colocadas em oxigénio nasal e Isoflurano/N20 com uma máscara laríngea após indução com sevoflurano. A frequência dos efeitos secundários respiratórios foi mais baixa com propofol (12%) do que com isoflurano (49%). As consequências hemodinâmicas e a duração da recuperação foram idênticas (14).

Não existe literatura suficiente para recomendar uma técnica anestésica em vez de outra para a ressonância magnética. O anestesista deve considerar a sua própria experiência e o ambiente em que trabalha.

2.2. ENDOSCOPIA DIGESTIVA

A endoscopia digestiva desempenha um papel essencial na gestão de crianças com doenças que afectam o aparelho digestivo, mas também o fígado e o pâncreas. Endoscopia GI superior e inferior, procedimentos endoscópicos simples ou complexos tais como colangiopancreatografia retrógrada (ERCP) e gastrostomia são responsáveis por um elevado grau de estimulação da dor que requer sedação ou AG para o seu desempenho (15). O objectivo é garantir segurança, conforto e cooperação durante todo o procedimento, mas também amnésia e eficiência da endoscopia. A anestesia geral com ou sem intubação requer a presença e experiência de um anestesista e é realizada com agentes anestésicos inalatórios ou anestésicos intravenosos. Depende do estado clínico do paciente, da duração do procedimento e dos riscos associados ao procedimento. Ao realizar a esogastroduodenoscopia (EGD) em bebés com menos de 10 kg, se o procedimento for longo ou se a endoscopia for interventiva, a intubação traqueal é o método de escolha para assegurar uma boa patência das vias aéreas e evitar a compressão pelo endoscópio. A máscara laríngea (LM) pode ser uma alternativa à intubação (16). O tubo de intubação e o LM devem ser mantidos em segurança durante a manipulação do endoscópio para evitar deslocamentos. Um inquérito dos EUA em 2005 revelou uma grande variabilidade nas práticas de sedação em gastroenterologia. Um terço dos respondedores utiliza sedação intravenosa pelos endoscopistas, um terço utiliza AG na sala de operações e o terço restante utiliza anestesia administrando propofol nas unidades endoscópicas (17). Dados recentes mostram que a administração de propofol por anestesistas em unidades de endoscopia se tornou uma prática comum, segura e eficaz (18) e diminuiu a utilização da sala de operações (19). A maioria das unidades de endoscopia não possuem um sistema de evacuação e ventilação de gases anestésicos que permita o seu manuseamento seguro. Por conseguinte, é preferível a anestesia intravenosa à anestesia inalatória (2). O propofol é utilizado sozinho (20) ou mais frequentemente em combinação com outros produtos tais como morfinas (fentanil, remifentanil) (21) ou cetamina (22). Observou-se apneia transitória em 20% dos doentes anestesiados com propofol para OGD (23). Num estudo retrospectivo na Tailândia, de 175 crianças que receberam anestesia propofol intravenosa, apenas uma criança foi entubada devido a obstrução das vias aéreas (24). A administração lenta do propofol (mais de 3 minutos) resulta em menos depressões respiratórias (25). A anestesia com Propofol foi comparada com a anestesia por inalação. A eficácia de ambas as técnicas foi semelhante, mas a recuperação foi mais rápida após a anestesia inalatória. Com propofol a incidência de agitação foi menor, a recuperação e o tempo no hospital foi mais rápido do que com a anestesia inalatória (23).

As áreas mais estimuladas durante a passagem do endoscópio são a faringe e o piloro. A estimulação da orofaringe pode ser reduzida pela aplicação de anestesia tópica local, e a passagem do endoscópio através do piloro requer mais sedação. Este ajuste dos níveis de sedação é facilmente conseguido através de agentes anestésicos de acção curta como o propofol e o remifentanil. A passagem do endoscópio pela orofaringe expõe os pacientes aos riscos de apneia, laringoespasmo, broncoespasmo e obstrução das vias aéreas, especialmente quando os pacientes não são entubados. A maioria destas complicações são corrigidas após a remoção do endoscópio e a aplicação de pressão positiva (24). Em casos raros, a entubação torna-se necessária para completar o procedimento e tratar complicações respiratórias.

Em 2007, PEDS-CORI (Pediatric Endoscopy Database System-Clinical Outcomes Research Initiative) relatou complicações de 13 instituições entre 1999 e 2003, envolvendo 10236 procedimentos. A incidência de complicações foi de 2,3%, das quais 60% foram respiratórias. Os que tinham mais complicações tinham menos de 5 anos e tinham uma pontuação ASA> III (26). Em 2014, num estudo monocêntrico, foram realizados 2254 anestésicos com propofol por ressuscitadores pediátricos para endoscopia GI superior sem entubação. 2,1% das complicações foram menores, como a dessaturação e a obstrução das vias aéreas (27). Em 2015, o PSRCD relatou prospectivamente os efeitos secundários da sedação e da anestesia geral para OGD e colonoscopia. 12030 procedimentos foram realizados sem entubação. 96,9% dos pacientes receberam propofol em unidades de endoscopia. A prevalência de efeitos secundários foi de 4,8%. Os mais comuns foram a dessaturação persistente (1,5%), obstrução das vias aéreas (1%), tosse (0,9%) e laringoespasmo (0,6%). Crianças com menos de 5 anos de idade, ASA 2 e superiores, OGD ± colonoscopia, e condições associadas (obesidade, doença das vias aéreas inferiores) foram preditivas de efeitos secundários (28). Por conseguinte, os dados não aleatórios e não controlados continuam a ser insuficientes para desenvolver recomendações definitivas. Para optimizar a segurança da sedação/anestesia fora da sala de operações, os pacientes seleccionados devem ser É necessário ASA 1 e 2 com um peso >10kg e um IMC inferior a 95% por idade.

2.3. BRONCHOSCOPIA

A broncoscopia flexível é utilizada para a avaliação e tratamento de múltiplas doenças respiratórias em crianças. É uma técnica invasiva que causa dor, ansiedade, medo e memórias desagradáveis. A sedativa ou anestesia geral facilita o procedimento e diminui as respostas fisiológicas à estimulação das vias aéreas (29). O American College of Chest Physicians (ACCP) publicou directrizes para broncoscopia interventiva que permitem a escolha entre anestesia geral, sedação ou anestesia tópica. Em pediatria, a GA foi recomendada para procedimentos endoscópicos (30). A sedação profunda ou AG com anestesia tópica pode ser realizada com uma via aérea aberta, através de uma máscara facial, máscara laríngea ou intubação traqueal (29). GA é fornecida por anestésicos intravenosos (propofol, remifentanil, fentanil, dexmedetomidina ou midazolam) ou anestésicos inalatórios (sevoflurano) ou uma combinação de ambos (2,29). A parte mais estimulante da broncoscopia é a passagem do endoscópio pelas cordas vocais, que será instilada com lidocaína através do broncoscópio para diminuir a frequência de tosse, estridor e a quantidade de drogas anestésicas (31). A própria lidocaína pode causar tosse e laringoespasmo, especialmente se a anestesia for suave. Se o broncoscopista estimula a carina, pode ocorrer um reflexo de tosse e em alguns casos causar broncoespasmo. Por conseguinte, o anestesista deve estar preparado para tratar este broncoespasmo através do aprofundamento da anestesia ou da administração de broncodilatadores inalados. Em casos graves, **o** procedimento é interrompido com a remoção do broncoscópio e administração de broncodilatadores (2). Os anestésicos por inalação têm a vantagem de causar broncodilatação e de aprofundar a anestesia. Sevoflurano com remifentanil foi comparado ao propofol com remifentanil. O grupo do propofol teve menos tosse e uma recuperação mais rápida da função ciliar (32). Num outro estudo comparativo, o grupo propofol/remifentanil teve menos agitação e reduziu as hormonas de stress em comparação com o sevoflurano (33). Em comparação com a sedação midazolam, o propofol tem uma eficácia e segurança semelhantes, mas uma duração de acção e recuperação mais rápidas (34). O propofol causa menos tosse, menos dor e melhora a tolerância do procedimento sem diferença na saturação de oxigénio em relação à broncoscopia sem sedação (35). O propofol pode ser administrado com outros agentes tais como morfina; Yoon et al, em comparação apenas com propofol e em combinação com alfentanil. Não encontraram diferença na tosse e na satisfação broncoscópica entre os dois grupos, mas o grupo do alfentanil tinha mais dessaturação (36). Quando o propofol foi comparado com o midazolam-alfentanyl, ambos os regimes foram eficazes, mas o grupo midazolam-alfentanyl tinha uma tensão de CO_2 mais elevada e exigia mais O2 e intervenção nas vias aéreas (37). Quando o propofol foi administrado por reanimadores pediátricos, a broncoscopia flexível foi realizada com sucesso e as complicações cardiorrespiratórias foram insignificantes (38). O modo de administração de propofol, infusão contínua ou bolo intermitente foi recentemente avaliado para broncoscopia. Os efeitos secundários eram idênticos mas a dose de propofol e a duração da broncoscopia eram maiores com infusão contínua (39). O agente anestésico ideal para a broncoscopia deve ter um início rápido e duração de acção. Propofol é a droga de eleição na broncoscopia flexível e rígida, de acordo com estudos recentes (40).

2.4. PROCEDIMENTOS EM HEMATO-ONCOLOGIA

Crianças com doenças hemato-oncológicas são submetidas a vários procedimentos dolorosos, incluindo punção e biopsia da medula óssea, punção lombar e cateterização venosa central. Se os primeiros procedimentos forem feitos de dor e medo, os gestos subsequentes terão consequências a longo prazo (fobia dos gestos, ansiedade da criança e dos seus pais) (2). De acordo com o Comité para a Gestão da Dor nos Cuidados do Cancro Infantil, "o objectivo ideal da gestão da dor é tornar o procedimento confortável para a criança e para os seus pais" (41). Por conseguinte, é importante desenvolver cuidados de qualidade para minimizar a dor e o stress para estas crianças e suas famílias. Um inquérito realizado em Itália em 2010 sobre a gestão da dor em centros hemato-oncológicos mostrou que a sedação-analgesia foi fornecida em 84% dos centros e em 3-8% dos casos foi raramente utilizada. 40% dos procedimentos hemato-oncológicos foram realizados fora da sala de operações e os anestesistas estiveram envolvidos em 83,3% dos casos. Os pais estiveram presentes na indução da anestesia em 82% dos centros e as crianças tiveram alta da sala de operações antes de estarem totalmente acordadas em 25,7% dos casos (42). Este inquérito italiano multicêntrico estava de acordo com as recomendações internacionais, no entanto, alguns aspectos da gestão da dor não são totalmente alcançados. A ausência de analgesia em algumas crianças poderia ser explicada pela presença de grave comorbidade ou pela pressão de trabalho sobre os anestesistas. Para algumas crianças, a anestesia tópica (por exemplo, EMLA®) ou a infiltração anestésica local (LA) é uma forma simples e eficaz de lidar com a dor da inserção da agulha, mas isto não exclui evitar o medo e o stress associados ao procedimento (43); para outras, é necessária uma AG fora da sala de operações com as suas próprias características de segurança. Para crianças de alto risco (idade < 6 meses, obesidade mórbida, anomalias craniofaciais, comprometimento de funções vitais), a AG é de preferência executada na sala de operações (43).

A escolha dos agentes anestésicos e da gestão das vias aéreas depende do estado do paciente e do ambiente, especialmente para os anestésicos inalatórios (por exemplo, sistema eficaz de ventilação e evacuação de gás).

Os objectivos dos agentes de sedação-analgesia são a rápida indução e despertar, evitando a depressão respiratória enquanto se mantém a ventilação espontânea. Alguns efeitos secundários, tais como náuseas pós-operatórias, vómitos e inquietação no despertar devem ser minimizados.

Vários agentes podem ser utilizados para isto: propofol, opiáceos, cetamina, midazolam e N2O.

2.4.1. PROPOFOL

É uma das drogas anestésicas mais utilizadas para procedimentos invasivos a curto prazo em hemato-oncologia porque leva a uma rápida indução e recuperação, amnésia, menos agitação, náuseas e vómitos durante a recuperação. O propofol não tem efeito analgésico e por isso os opiáceos de acção curta como o fentanil são combinados com ele. A adição de fentanil ao propofol leva a uma redução da dose deste último (3,1mg/kg vs. 4,6mg/kg), a menos efeitos secundários (18% vs. 50%) e a uma recuperação mais rápida (26 min. vs. 37 min.) (44,45), tal como a adição de remifentanil levou a uma redução da dose de propofol e a uma redução da duração da recuperação, sem aumentar o risco de depressão cardiorrespiratória (46,47). Recentemente, o propofol/remifentanil (PR) foi comparado ao propofol/fentanil (PF) em 60 crianças para procedimentos hemato-oncológicos de curto prazo. O grupo PR teve uma rápida abertura e recuperação ocular em comparação com o grupo PF sem diferenças nos parâmetros hemodinâmicos e respiratórios (48). O propofol sozinho ou em combinação pode causar apneia, obstrução das vias aéreas e hipotensão. Por conseguinte, deve ser administrado num ambiente apropriado por pessoal especializado em reanimação cardiopulmonar (49-51).

2.4.2. KETAMINE

A cetamina intravenosa com uma dose inicial de 1mg/kg, seguida de re-injecções adicionais de bolus de 0,5mg/kg conforme necessário foi eficaz e sem grandes complicações para procedimentos dolorosos em oncologia pediátrica (52). Doses muito elevadas podem ser responsáveis por efeitos secundários respiratórios devido a hipersalivação(53). Quando às crianças que tiveram experiência com cetamina e propofol para procedimentos oncológicos foi dada uma escolha, escolheram frequentemente o propofol. Distúrbios psicodislépticos durante o despertar, visão dupla, tempo de despertar relativamente longo, elevada incidência de náuseas foram argumentos contra a cetamina. Para superar estes inconvenientes, a S-ketamina, que tem propriedades sedativas, amnésicas e analgésicas com menos efeitos secundários respiratórios, cardiovasculares e de agitação no despertar, administrada a uma dose de 0,5mg/kg antes da indução do propofol, permite uma redução da dose deste último e um despertar mais rápido (53)

REFERÊNCIAS BIBLIOGRÁFICAS

1 Krauss B, Green SM. Sedação e analgesia para procedimentos em crianças. N Engl J Med. 2000;342(13):938-45. Epub 2000/03/30.

2 Campbell K, Torres L, Stayer S. Anestesia e sedação fora do bloco operatório. Anesthesiol Clin. 2014;32(1):25-43. Epub 2014/02/05.

Mason KP, Zgleszewski SE, Dearden JL, Dumont RS, Pirich MA, Stark CD, et al. Dexmedetomidina para sedação pediátrica para estudos de tomografia computorizada. Anesth Analg. 2006;103(1):57-62, índice. Epub 2006/06/23.

Singh R, Kumar N, Vajifdar H. Midazolam como único sedativo para a tomografia computorizada em pacientes pediátricos. Pediatra Anaesth. 2009;19(9):899-904. Epub 2009/07/22.

5. Kamat PP, McCracken CE, Gillespie SE, Fortenberry JD, Stockwell JA, Cravero JP, et al. Sedação de procedimentos administrada por médicos de cuidados críticos pediátricos usando propofol: um relatório da base de dados do Consórcio de Investigação de Sedação Pediátrica. Pediatr Criteria Care Med. 2015;16(1):11-20. Epub 2014/10/24.

6. Erden IA, Pamuk AG, Akinci SB, Koseoglu A, Aypar U. Comparação da combinação propofol-fentanil com propofol-fentanil-cetamina em pacientes pediátricos submetidos a procedimentos de radiologia interventiva. Pediatra Anaesth. 2009;19(5):500-6. Epub 2009/05/21.

7 Kharazmi SA, Kamat PP, Simoneaux SF, Simon HK. Violação das directrizes tradicionais da NPO com contraste PO antes da sedação para tomografia computorizada. Pediatria Emergente Care. 2013;29(9):979-81. Epub 2013/08/27.

8 Ziegler MA, Fricke BL, Donnelly LF. A administração de material de contraste entérico é segura antes da TC abdominal em crianças que necessitam de sedação? Experiência com hidrato de cloral e pentobarbital. AJR Am J Roentgenol. 2003;180(1):13-5. Epub 2002/12/20.

9. Desoutter E. [RMI sob anestesia geral em doentes pediátricos: organização]. Ann Fr Anesth Reanim. 2010;29(7-8):557-9. Epub 2010/07/27. Organização de um programa de ressonância magnética pediátrica sob anestesia geral.

Gutmann A, Pessenbacher K, Gschanes A, Eggenreich U, Wargenau M, Toller W. Anestesia com Propofol em crianças que respiram espontaneamente, submetidas a ressonância magnética: comparação de duas emulsões de propofol. Paediatr Anaesth. 2006;16(3):266-74. Epub 2006/02/24.

Lubisch N, Roskos R, Berkenbosch JW. Dexmedetomidina para sedação processual em crianças com autismo e outras perturbações do comportamento. Pediatr Neurol. 2009;41(2):88-94. Epub 2009/07/11.

12. de Sanctis Briggs V. Ressonância magnética sob sedação em recém-nascidos e bebés: um estudo de 640 casos utilizando sevoflurano. Pediatra Anaesth. 2005;15(1):9-15. Epub 2005/01/15.

Bryan YF, Hoke LK, Taghon TA, Nick TG, Wang Y, Kennedy SM, et al. Um ensaio aleatório comparando sevoflurano e propofol em crianças submetidas a ressonâncias magnéticas. Pediatra Anaesth. 2009;19(7):672-81. Epub 2009/07/30.

14. Heard C, Harutunians M, Houck J, Joshi P, Johnson K, Lerman J. Propofol anestesia para crianças submetidas a ressonância magnética: uma comparação com isoflurano, óxido nitroso, e uma máscara laríngea das vias respiratórias. Anesth Analg. 2015;120(1):157-64. Epub 2015/01/28.

15 Fredette ME, Lightdale JR. Sedação endoscópica na prática pediátrica. Gastrointest Endosc Clin N Am. 2008;18(4):739-51, ix. Epub 2008/10/17.

Leclerc C, Levesque C, Soulard D. [Endoscopia digestiva superior em crianças com máscara laríngea avaliar com 200 pacientes]. Ann Fr Anesth Reanim. 2011;30(7-8):608-9. Epub 2011/05/24. Endoscopia GI superior em crianças com máscara laríngea. Uma técnica avaliada com 200 pacientes.

17. Lightdale JR, Mahoney LB, Schwarz SM, Liacouras CA. Métodos de sedação na endoscopia pediátrica: um inquérito aos membros da NASPGHAN. J Pediatr Gastroenterol Nutr. 2007;45(4):500-2. Epub 2007/11/22.

18. van Beek EJ, Leroy PL. Sedação processual segura e eficaz para endoscopia gastrointestinal em crianças. J Pediatr Gastroenterol Nutr. 2012;54(2):171-85. Epub 2011/10/07.

19. Wengrower D, Gozal D, Gozal Y, Meiri C, Golan I, Granot E, et al. Procedimentos endoscópicos pediátricos complicados usando sedação profunda e anestesia geral são seguros na suite de endoscopia. Scand J Gastroenterol. 2004;39(3):283-6. Epub 2004/04/13.

20. Barbi E, Petaros P, Badina L, Pahor T, Giuseppin I, Biasotto E, et al. Sedação profunda com propofol para endoscopia gastrointestinal superior em crianças, administrada por pediatras especialmente treinados: uma série de casos prospectivos com ênfase nos efeitos secundários. Endoscopia. 2006;38(4):368-75. Epub 2006/05/09.

Abu-Shahwan I, Mack D. Propofol e remifentanil para sedação profunda em crianças submetidas a endoscopia gastrointestinal. Pediatra Anaesth. 2007;17(5):460-3. Epub 2007/05/04.

22. Tosun Z, Aksu R, Guler G, Esmaoglu A, Akin A, Aslan D, et al. Propofol-ketamine vs propofol-fentanyl para sedação durante endoscopia gastrointestinal superior pediátrica. Pediatra Anaesth. 2007;17(10):983-8. Epub 2007/09/05.

23. Kaddu R, Bhattacharya D, Metriyakool K, Thomas R, Tolia V. Propofol em comparação com a anestesia geral para endoscopia gastrointestinal pediátrica: o propofol é melhor? Gastrointest Endosc. 2002;55(1):27-32. Epub 2002/01/05.

24. Amornyotin S, Aanpreung P, Prakarnrattana U, Chalayonnavin W, Chatchawankitkul S, Srikureja W. Experiência de sedação intravenosa para endoscopia gastrointestinal pediátrica num grande centro de referência terciária num país em desenvolvimento. Pediatra Anaesth. 2009;19(8):784-91. Epub 2009/07/25.

25 .Dosani M, McCormack J, Reimer E, Brant R, Dumont G, Lim J, et al. A administração mais lenta do propofol preserva a respiração adequada nas crianças. Pediatra Anaesth. 2010;20(11):1001-8. Epub 2010/10/01.

26. Thakkar K, El-Serag HB, Mattek N, Gilger MA. Complicações do EGD pediátrico: uma experiência de 4 anos no PEDS-CORI. Gastrointest Endosc. 2007;65(2):213-21. Epub 2007/01/30.

27. Rajasekaran S, Hackbarth RM, Davis AT, Kopec JS, Cloney DL, Fitzgerald RK, et al. A segurança da sedação propofol para a esofagogastroduodenoscopia não-intubada electiva em pacientes pediátricos. Pediatr Criteria Care Med. 2014;15(6):e261-9. Epub 2014/05/23.

Biber JL, Allareddy V, Allareddy V, Gallagher SM, Couloures KG, Speicher DG, et al. Prevalência e Preditores de Eventos Adversos durante Anestesia de Sedação Procedural - Fora da Sala de Operações para Esofagogastroduodenoscopia e Colonoscopia em Crianças: A Idade é um Previsor Independente de Resultados. Medicina intensiva pediátrica: uma revista da Society of Critical Care Medicine e da World Federation of Pediatric Intensive and Critical Care Societies. 2015;16(8):e251-9. Epub 2015/07/29.

29. Telion JdBC. Sedação e Anestesia para Broncoscopia. Broncoscopia Pediátrica: Prog Respir Res. Basel, Karger; 2010. p. 22-9.

30 Ernst A, Silvestri GA, Johnstone D, American College of Chest P. Procedimentos pulmonares intervencionais: Directrizes do American College of Chest Physicians. Peito. 2003;123(5):1693-717. Epub 2003/05/13.

31 Antoniades N, Worsnop C. A lidocaína tópica através do broncoscópio reduz a taxa de tosse durante a broncoscopia. Respirologia. 2009;14(6):873-6. Epub 2009/08/26.

Ledowski T, Paech MJ, Patel B, Schug SA. Velocidade de transporte de muco brônquico em pacientes que recebem propofol e remifentanil versus sevoflurano e remifentanil anestesia. Anesth Analg. 2006;102(5):1427-30. Epub 2006/04/25.

33. Chen L, Yu L, Fan Y, Manyande A. Uma comparação entre anestesia intravenosa total usando propofol mais remifentanil e indução/manutenção volátil da anestesia usando sevoflurano em crianças submetidas a broncoscopia flexível de fibras ópticas. Anestesia e Cuidados Intensivos. 2013;41(6):742-9.

34 Clark G, Licker M, Younossian AB, Soccal PM, Frey JG, Rochat T, et al. Sedação titulada com propofol ou midazolam para broncoscopia flexível: um ensaio aleatório. Eur Respir J. 2009;34(6):1277-83. Epub 2009/05/16.

35 Gonzalez R, De-La-Rosa-Ramirez I, Maldonado-Hernandez A, Dominguez-Cherit G. Os pacientes submetidos a uma broncoscopia devem ser sedados? Acta Anaesthesiol Scand. 2003;47(4):411-5. Epub 2003/04/16.

36. Yoon HI, Kim JH, Lee JH, Park S, Lee CT, Hwang JY, et al. Comparação do propofol e a combinação de propofol e alfentanil durante a broncoscopia: um estudo aleatório. Acta Anaesthesiol Scand. 2011;55(1):104-9. Epub 2010/11/10.

37 Carmi U, Kramer MR, Zemtzov D, Rosengarten D, Fruchter O. Propofol safety in bronchoscopy: ensaio aleatório prospectivo usando monitorização da tensão transcutânea de dióxido de carbono. Respiração. 2011;82(6):515-21. Epub 2011/09/22.

38. Hasan RA, Reddy R. Sedação com propofol para broncoscopia flexível em crianças. Pediatra Pulmonol. 2009;44(4):373-8. Epub 2009/03/11.

39. Grendelmeier P, Tamm M, Pflimlin E, Stolz D. Propofol sedação para broncoscopia flexível: um ensaio aleatório, não-inferioritário. Eur Respir J. 2014;43(2):591-601. Epub 2013/08/01.

40. Jose RJ, Shaefi S, Navani N. Anestesia para broncoscopia. Curr Opinião Anaesthesiol. 2014;27(4):453-7. Epub 2014/05/03.

41 Zeltzer LK, Altman A, Cohen D, LeBaron S, Munuksela EL, Schechter NL. American Academy of Pediatrics Report of the Subcommittee on the Management of Painted Associated with Procedures in Children with Cancer. Pediatria. 1990;86(5 Pt 2):826-31. Epub 1990/11/01.

42. Po C, Benini F, Sainati L, Farina MI, Cesaro S, Agosto C. A gestão da dor processual nos Centros Italianos de Hematologia Pediátrico-Oncologia: o estado

da arte e orientações futuras. Apoiar os cuidados de cancro. 2012;20(10):2407-14. Epub 2012/01/03.

43. Hockenberry MJ, McCarthy K, Taylor O, Scarberry M, Franklin Q, Louis CU, et al. Gerir procedimentos dolorosos em crianças com cancro. J Pediatr Hematol Oncol. 2011;33(2):119-27. Epub 2011/02/03.

Cechvala MM, Christenson D, Eickhoff JC, Hollman GA. Preferência sedativa das famílias por punções lombares em crianças com leucemia aguda: propofol sozinho ou propofol e fentanil. J Pediatr Hematol Oncol. 2008;30(2):142-7. Epub 2008/04/01.

45 Doralina L. Anghelescu M, Laura L. Burgoyne. Avaliação Prospectiva de Crossover Randomizado de Três Anestésicos

Regimes para Procedimentos Dolorosos em Crianças com Cancro. Journal of Pediatrics. 2013;162:137-41.

46 Keidan I, Berkenstadt H, Sidi A, Perel A. Propofol/remifentanil versus propofol sozinho para aspiração de medula óssea em doentes hemato-oncológicos pediátricos. Paediatr Anaesth. 2001;11(3):297-301. Epub 2001/05/22.

47 Glaisyer HR, Sury MR. Recuperação após anestesia para procedimentos oncológicos pediátricos curtos: propofol e remifentanil em comparação com propofol, óxido nitroso, e sevoflurano. Anesth Analg. 2005;100(4):959-63. Epub 2005/03/23.

48. Ince IE, Iyilikci L, Yilmaz S, Gunes D, Akkus M, Isguven D. Sedação para procedimentos hemato-oncologicamente invasivos curtos em crianças: comparação de propofol-remifentanil e propofol-fentanil. J Pediatr Hematol Oncol. 2013;35(2):112-7. Epub 2013/02/16.

49 Hertzog JH, Dalton HJ, Anderson BD, Shad AT, Gootenberg JE, Hauser GJ. Avaliação prospectiva da anestesia propofol na unidade de cuidados intensivos pediátricos para procedimentos oncológicos electivos em crianças em ambulatório e hospitalizadas. Pediatria. 2000;106(4):742-7. Epub 2000/10/04.

50 .Von Heijne M, Bredlov B, Soderhall S, Olsson GL. Propofol ou propofol - anestesia meio-entanil para procedimentos dolorosos na ala de oncologia pediátrica. Pediatra Anaesth. 2004;14(8):670-5. Epub 2004/07/31.

Meneses CF, de Freitas JC, Castro CG, Jr, Copetti F, Brunetto AL. Segurança da anestesia geral para punção lombar e aspiração/biópsia de medula óssea em pacientes de oncologia pediátrica. J Pediatr Hematol Oncol. 2009;31(7):465-70. Epub 2009/07/01.

Evans D, Turnham L, Barbour K, Kobe J, Wilson L, Vandebeek C, et al. Sedação intravenosa de cetamina para procedimentos oncológicos dolorosos. Pediatra Anaesth. 2005;15(2):131-8. Epub 2005/01/29.

53. Goeters C. Gestão anestésica de crianças submetidas a procedimentos hematológico-oncológicos fora da sala de operações. Curr Opinião Anaesthesiol. 2012;25(4):493-7. Epub 2012/06/27

3. RISCOS DE ANESTESIA GERAL FORA DA SALA DE OPERAÇÕES

A anestesia geral fora da sala de operações comporta riscos que devem ser conhecidos para gerir as suas complicações

3.1. QUEIXAS ASSOCIADAS À ANESTESIA GERAL FORA DA SALA DE OPERAÇÕES

O principal objectivo da AG fora da sala de operações é optimizar a segurança da criança e reduzir os riscos e complicações inerentes à AG. Entre os factores que põem em risco a prática da anestesia fora do bloco operatório incluem-se um ambiente menos familiar, equipamento anestésico inadequado, espaço de trabalho apertado e monitorização incompleta.

Uma análise de risco de anestesia e sedação fora da sala de operações foi realizada utilizando as bases de dados da ASA de 1990 a 2009, onde todas as queixas físicas e psicológicas, classificadas como danos temporários, danos permanentes ou morte, foram comparadas com queixas relacionadas com a sala de operações. 87 queixas foram associadas à AG fora da OR e 3287 foram relacionadas com a OR. A coorte não-O.R. incluía pessoas idosas (20% >70 anos), crianças <16 anos (11%) e 69% eram as mais severas (ASA 3-4). A gravidade das lesões era maior fora da sala de operações do que na sala de operações. As queixas sobre a morte foram de 54% fora da sala de operações, em comparação com 29% na sala de operações. Por outro lado, os danos temporários foram mais frequentes na sala de operações (50% vs. 30%). Os efeitos secundários mais frequentes responsáveis pelos danos, dentro ou fora da sala de operações, eram de origem respiratória; a sua incidência era duas vezes mais elevada fora da sala de operações do que na sala de operações (44 vs. 20%). A oxigenação/ventilação inadequada foi a complicação mais frequente fora do bloco operatório (21vs3%). A depressão respiratória devida a overdose ou combinação de múltiplas drogas (propofol combinado com outros sedativos e analgésicos) dizia respeito a um terço das queixas. Em 15% das queixas, não foi utilizado qualquer controlo respiratório. Como consequência, a anestesia inadequada esteve envolvida na maioria das queixas associadas à morte(1).

Cote et al, analisando a base de dados da Food and Drug Administration (FDA) sobre os efeitos secundários dos medicamentos de sedação na população pediátrica durante um período de 27 anos, encontraram 95 incidentes. 51 crianças morreram e 9 tiveram lesões neurológicas permanentes; estas lesões ocorreram mais frequentemente fora do hospital (escritório, centro de imagem) do que no hospital (93% vs. 37%) e foram consideradas evitáveis, uma vez que a maioria se deveu à falta de ressuscitação. Uma avaliação e monitorização inadequadas foram associadas a um mau prognóstico (2).

3.2 INCIDÊNCIA DE EFEITOS SECUNDÁRIOS DA SEDAÇÃO/ANESTESIA FORA DA SALA DE OPERAÇÕES

Dois grandes estudos foram recentemente publicados para mostrar os riscos e efeitos secundários da anestesia fora da sala de operações em crianças. Ambos os estudos foram recolhidos em 37 instituições que recolhem e partilham dados sobre a prática da sedação/anestesia sob o nome do PSRC.

O primeiro estudo, publicado em 2006, avaliou a natureza e os efeitos secundários de 35.000 sedações para procedimentos programados (radiologia, hemato-oncologia, gastroenterologia), 8% dos quais eram procedimentos urgentes, realizados por diferentes especialistas (reanimadores pediátricos 28,4%, médicos de urgência 27,9% e anestesistas pediátricos em 19,2%) utilizando diferentes produtos sedativos e analgésicos, isoladamente ou em combinação: propofol (50,1%), midazolam (27,1%), cetamina (13,6%), pentobarbital (13,2%) e fentanil (8%) (3). A incidência global de complicações foi de 5,3% com uma incidência de uma complicação por cada 29 sedações realizadas. A complicação mais comum foi a dessaturação de oxigénio (spo2<90% durante mais de 30 segundos) em 157 vezes por 10.000 sedações, ou seja 1 em 64 casos, e uma intervenção nas vias aéreas em 1119 de 10.000 casos, ou seja 1 em 200 sedações. 13 episódios de laringoespasmo e 73 pacientes tiveram apneia; todos foram ressuscitados com sucesso e tiveram um resultado favorável. 1/1500 sedações resultaram na admissão não programada ao hospital. Não se registaram mortes e apenas 1 caso de paragem cardíaca e 1 caso de inalação pulmonar foram relatados. Este estudo realça o baixo risco de efeitos secundários graves, mas que as complicações respiratórias frequentemente observadas requerem competências de gestão das vias aéreas para proporcionar uma sedação segura (3).

O segundo estudo, publicado em 2009 pelo mesmo grupo, envolveu 49.000 anestésicos com propofol (Diprivan®) administrados por diferentes especialidades. Os resultados obtidos mostram uma baixa taxa de efeitos secundários graves (nenhuma morte, 2 paragens cardíacas, 4 episódios de inalação e 96 broncoespasmos) e a conclusão dos procedimentos foi de 99%. As complicações respiratórias foram as mais comuns, afectando 1 em 65 sedações. A intervenção nas vias aéreas foi necessária em 1 de 75 casos. As causas envolvidas foram depressão respiratória, obstrução das vias respiratórias e apneia. Estes autores concluem que a segurança dos doentes dependia da capacidade da equipa de sedação/anestesia para reconhecer e tratar acidentes, que eram principalmente de origem respiratória (4).

Em 2011, o grupo PSRC comparou a maior taxa de complicação de 31751 principalmente sedações/anestésicos propofol entre diferentes especialistas. Morte, paragem cardíaca, inalação pulmonar, internamento hospitalar não programado e aumento dos níveis de cuidados foram considerados complicações importantes que ocorreram com uma taxa de 7,6% para o anestesista, 7,8% para o médico de urgência, 9,6% para o ressuscitador e 12,4% para o pediatra por cada 10.000 casos (5). Recentemente em 2015, quando o propofol foi administrado por ressuscitadores pediátricos para 91189 procedimentos realizados em radiologia, hemato-oncologia, gastroenterologia e cirurgia, a incidência de efeitos secundários foi de 5%. Isto incluiu dessaturação (1,5%), obstrução das vias aéreas (1,6%) e intervenção nas vias aéreas (0,7%). Não houve mortes e apenas um caso de paragem cardíaca foi recuperado sem sequelas neurológicas. A taxa de sucesso dos procedimentos foi de 99,9%. Este estudo conclui que o propofol é eficaz e seguro com uma baixa taxa de efeitos secundários quando administrado por ressuscitadores pediátricos (6).

Em relação à cetamina, o medicamento de eleição nos departamentos de emergência pediátrica (7-9), Green et al em 2009, numa meta-análise, reuniram 32 estudos, incluindo 8282 crianças que receberam cetamina nos departamentos de emergência pediátrica para identificar a incidência e os factores preditivos dos efeitos secundários respiratórios. A incidência total de efeitos secundários respiratórios foi de 3,9%, laringoespasmo 0,3%, apneia 0,8% e nenhuma criança foi entubada. Os preditores de efeitos secundários foram: crianças com menos de 2 anos e outras com mais de 13 anos, uma dose inicial elevada de mais de 2,5 mg/kg e uma dose total de mais de 5mg/kg. A co-administração de anticolinérgicos e benzodiazepínicos foi também preditiva dos efeitos secundários respiratórios (10).

São necessários estudos prospectivos de grandes coortes de crianças, utilizando definições normalizadas, antes de "proclamar" uma taxa aceitável de efeitos secundários.

3.3 CONSEQUÊNCIAS PSICOLÓGICAS DO DOLOROSO ACONTECIMENTO.

A memorização de acontecimentos dolorosos por crianças pode levar, a curto e médio prazo, a uma consciência da dor, ansiedade e, a longo prazo, à fobia ou evitação de cuidados.

3.3.1. RECORDAÇÃO DE EVENTOS DOLOROSOS

Nas crianças, existe uma neuroplasticidade que permite mudanças estruturais, anatómicas e neuroquímicas que constituirão um vestígio do evento e que posteriormente modularão a percepção do próximo evento doloroso. Uma forte emoção negativa experimentada durante os cuidados ou eventos dolorosos (angústia, medo, ansiedade, etc.) reforçará esta memória com um risco máximo de desenvolver uma verdadeira síndrome de stress pós-traumático (11).

No caso de dores recorrentes em crianças, o limiar da dor é reduzido, como foi demonstrado em rapazes circuncidados no período neonatal sem anestesia que responderam mais marcadamente à vacinação do que aqueles que tinham recebido anestesia (12). Kotiniemi et al, estudaram mudanças de carácter e comportamento em 551 crianças com idades compreendidas entre os 4 meses e os 13 anos após a cirurgia ambulatória, nos dias e semanas seguintes foi observada uma mudança maior (perturbação do sono, apego "excessivo" à mãe) se a dor estivesse presente em casa e se a criança tivesse uma experiência anterior de maus cuidados (13). Zuckerberg et al. descobriram que a preparação antes dos cuidados reduziu estes problemas de comportamento e que a prevenção e o tratamento adequado da dor impediram o aparecimento desta consciência da dor (14). Durante o tratamento dentário, a prevenção da dor leva à cooperação durante o tratamento subsequente, resultando numa redução do medo e da dor. Assim, Versloot observou uma melhor cooperação durante o tratamento subsequente ao utilizar métodos de relaxamento ± MEOPA®(15). Em 2003, Peters publicou um estudo sobre 50 crianças que tinham sido submetidas a uma grande cirurgia neonatal e que tinham recebido analgesia de morfina adaptada durante a operação e no pós-operatório (16). Estas crianças foram comparadas com um grupo de controlo no momento da vacinação aos 15 meses e 45 meses após a cirurgia. Os comparadores eram a mímica da dor, o nível de cortisol salivar e o ritmo cardíaco. Não houve diferença entre os dois grupos. A única diferença foi observada dentro do grupo de crianças que tinham sido operadas, com um aumento da expressão facial durante a vacina a partir dos 15 meses de idade em crianças que tinham tido os eventos patológicos mais graves (grande cirurgia, permanência prolongada nos cuidados intensivos); este aumento desapareceu aos 45 meses. Este estudo ilustra que, se a dor fosse bem gerida, não haveria sensibilização e, portanto, não haveria consequências a longo prazo na percepção da dor.

3.3.2. MODULAÇÃO DA MEMORIZAÇÃO DE ACONTECIMENTOS DOLOROSOS

É possível aumentar ou diminuir a memória da dor sentida. Assim, após uma punção venosa em cerca de cinquenta crianças com idades compreendidas entre os 5 e os 10 anos, uma reavaliação 15 dias depois mostrou que quanto mais intensa for a dor, maior será a ansiedade recordada. Da mesma forma que o comportamento adulto que encoraja a angústia conduz a um círculo vicioso para as crianças: mais angústia, menos cooperação, mais dor e mais ansiedade (17). Em contraste, uma equipa de emergência pediátrica estabeleceu um protocolo chamado "zona de conforto", que envolvia a administração adequada de analgésicos para melhorar a gestão da dor. Em seguida, compararam as notas de dor à chegada e pediram à criança para as dar novamente na alta, tanto antes (n = 531) como depois (n = 263) da mudança nas práticas de recepção e analgésicas: a recordação das notas de dor durante a passagem pelo departamento de emergência no grupo do protocolo foi inferior à do grupo do pré-protocolo (5,07 vs. 4,01 $p<0,001$) (18)

Na prática, ao tratar as crianças, lembrem-se do que elas se podem lembrar!

Um procedimento pode parecer menor para um adulto, mas uma criança pode lembrar-se dele como algo aterrador. Investir numa preparação adequada e na gestão da dor torna-se uma prioridade para os prestadores de cuidados para reduzir o medo, a dor do procedimento e a dor antecipada de futuros procedimentos dolorosos.

REFERÊNCIAS BIBLIOGRÁFICAS

1 Metzner J, Posner KL, Domino KB. O risco e a segurança da anestesia em locais remotos: os EUA fecharam a análise de reclamações. Curr Opinião Anaesthesiol. 2009;22(4):502-8. Epub 2009/06/10.

Cote CJ, Notterman DA, Karl HW, Weinberg JA, McCloskey C. Eventos adversos de sedação em pediatria: uma análise de incidentes críticos de factores contribuintes. Pediatria. 2000;105(4 Pt 1):805-14. Epub 2000/04/01.

Cravero JP, Blike GT, Beach M, Gallagher SM, Hertzog JH, Havidich JE, et al. Incidência e natureza dos eventos adversos durante a sedação/anestesia pediátrica para procedimentos fora do bloco operatório: Relatório do consórcio de investigação sobre sedação pediátrica. Pediatrics. 2006;118(3):1087-96.

4 Cravero JP, Beach ML, Blike GT, Gallagher SM, Hertzog JH, Pediat Sedation Res C. A Incidência e Natureza dos Eventos Adversos Durante a Sedação/Anestesia Pediátrica com Propofol para Procedimentos Fora da Sala de Operações: Um Relatório do Consórcio de Investigação em Sedação Pediátrica. Anestesia e Analgesia. 2009;108(3):795-804.

Couloures KG, Beach M, Cravero JP, Monroe KK, Hertzog JH. Impacto da especialidade do fornecedor nas taxas de complicação de sedação processual pediátrica. Pediatrics. 2011;127(5):e1154-60. Epub 2011/04/27.

6. Kamat PP, McCracken CE, Gillespie SE, Fortenberry JD, Stockwell JA, Cravero JP, et al. Sedação de procedimentos administrada por médicos de cuidados críticos pediátricos usando propofol: um relatório da base de dados do Consórcio de Investigação de Sedação Pediátrica. Pediatr Criteria Care Med. 2015;16(1):11-20. Epub 2014/10/24.

7 Godwin SA, Caro DA, Wolf SJ, Jagoda AS, Charles R, Marett BE, et al. Política clínica: sedação processual e analgesia no departamento de emergência. Ann Emerg Med. 2005;45(2):177-96. Epub 2005/01/27.

8 Bhargava R, Young KD. Padrões processuais de gestão da dor em departamentos de emergência pediátrica académica. Acad Emerged Med. 2007;14(5):479-82. Epub 2007/03/17.

9 Green SM, Roback MG, Kennedy RM, Krauss B. Directriz de prática clínica para sedação dissociativa de cetamina do departamento de emergência: actualização de 2011. Ann Emerg Med. 2011;57(5):449-61. Epub 2011/01/25.

10. Green SM, Roback MG, Krauss B, Brown L, McGlone RG, Agrawal D, et al. Preditores de eventos adversos das vias aéreas e respiratórias com sedação de cetamina no departamento de emergência: uma meta-análise de dados individual-paciente de 8.282 crianças. Ann Emerg Med. 2009;54(2):158-68 e1-4. Epub 2009/02/10.

11. Brown DA, Salmon K, Pipe ME, Rutter M, Craw S, Taylor B. A recordação das experiências médicas pelas crianças: o impacto do stress. Child Abuse Negl. 1999;23(3):209-16. Epub 1999/04/29.

12 Taddio A, Goldbach M, Ipp M, Stevens B, Koren G. Efeito da circuncisão neonatal na resposta à dor durante a vacinação em rapazes. Lanceta. 1995;345(8945):291-2. Epub 1995/02/04.

13 Kotiniemi LH, Ryhanen PT, Moilanen IK. Alterações comportamentais nas crianças após a cirurgia do caso do dia: um seguimento de 4 semanas de 551 crianças. Anaesthesia. 1997;52(10):970-6. Epub 1997/11/26.

14 Zuckerberg AL. Redução da dor e ansiedade perioperatórias. Contemp Pediatr. 1994;11(8):40-2, 5-50, 3. Epub 1994/07/07.

15. Versloot J, Veerkamp JS, Hoogstraten J. A dor auto-relatada das crianças no dentista. Dor. 2008;137(2):389-94. Epub 2007/11/24.

Peters JW, Koot HM, de Boer JB, Passchier J, Bueno-de-Mesquita JM, de Jong FH, et al. Cirurgia principal nos primeiros 3 meses de vida e subsequentes respostas de dor biobehavioral à imunização em idades posteriores: um estudo comparativo de casos. Pediatrics. 2003;111(1):129-35. Epub 2003/01/02.

17 Noel M, McMurtry CM, Chambers CT, McGrath PJ. A memória das crianças para procedimentos dolorosos: a relação entre a intensidade da dor, a ansiedade, e os comportamentos dos adultos para posterior recordação. J Pediatr Psychol. 2010;35(6):626-36. Epub 2009/11/06.

18. Crocker PJ, Higginbotham E, King BT, Taylor D, Milling TJ, Jr. O protocolo abrangente de gestão da dor reduz a memória das crianças de dor no momento da alta do DE pediátrico. Am J Emerg Med. 2012;30(6):861-71. Epub 2011/10/28.

4. AVALIAÇÃO DOS RISCOS DA ANESTESIA FORA DO TEATRO

A avaliação dos riscos deve incluir a avaliação da criança, a sua patologia, o tipo de procedimento, o conhecimento da farmacologia dos medicamentos utilizados, o cumprimento das recomendações (pessoal, controlo e equipamento dedicado ao BHA) e os critérios de descarga. A avaliação inadequada foi considerada como um factor de risco para efeitos secundários (1). O anestesista que fornece a anestesia deve realizar a avaliação final. O anestesista deve ter as aptidões e competência para ressuscitar a criança em caso de complicações cardiorrespiratórias (2,3).

4.1 AVALIAÇÃO DE RISCO ANTES DA ANESTESIA

Esta avaliação deve incluir pelo menos: idade da criança, peso, história, desenvolvimento psicomotor, alergias, uso de medicamentos, ronco e apneia do sono, avaliação do estado respiratório e medição dos sinais vitais.

- As crianças em risco são aquelas com: ronco, hipertrofia amigdalar, apneia do sono, estridor, dismorfia facial, anomalia das vias respiratórias, doença do refluxo gastro-esofágico, exacerbação da asma, pneumonia, doença cardíaca, doença neuromuscular e crianças com menos de 1 ano de idade e aquelas com uma pontuação ASA≥3(3).
- Adesão ao protocolo: O profissional envolvido na anestesia deve aderir aos protocolos que são desenvolvidos, organizados e viáveis de acordo com as recomendações internacionais e os recursos locais para que o profissional possa aderir. Um exemplo é a capnografia que é encorajada nas crianças pela AAP e ASA, mas como alguns hospitais não têm um capnógrafo, este não deveria ser um requisito em protocolos que deveriam ser uniformes e normalizados.
- Consentimento parental: O dever de informar o doente faz parte das obrigações legais e éticas do médico (4). A criança e a sua família devem

ser informados sobre o curso do procedimento, o risco e o benefício, as complicações da anestesia e se existem alternativas, tais como a anestesia local. Os pais estão interessados em informações sobre indução, efeitos secundários e recuperação da anestesia e gestão da dor (5). Deve ter-se o cuidado de garantir que tenham compreendido esta informação, uma vez que a não comunicação pode resultar em 70% dos processos (6). Os doentes queixam-se de médicos que não os ouvem, não falam com eles abertamente e não os avisam sobre o prognóstico dos seus filhos (7). Embora a entrevista individual do paciente com o médico seja obrigatória, a informação pode ser dada oralmente e o consentimento por escrito é opcional (4).

Para procedimentos não cirúrgicos realizados sob anestesia geral fora da sala de operações, é necessário o consentimento informado, mas a questão é quem deve obter o consentimento informado. O caso da ressonância magnética sob GA. Estão envolvidos pelo menos três especialistas diferentes: o médico que encomenda a ressonância magnética, o radiologista que a realiza e o anestesista que põe a criança a dormir. É aconselhável que o médico que propôs o exame aos pais os informe dos benefícios e riscos deste exame (4). Para a colocação de linhas venosas centrais sob AG, o procedimento e os seus benefícios esperados devem ser explicados pelo clínico requerente (oncologista, gastroenterologista, etc.), mas os riscos específicos a esta técnica devem ser explicados e discutidos pelo anestesista durante a consulta anestésica. Em alguns casos, uma criança com idade suficiente para expressar as suas convicções pode recusar o procedimento anestésico necessário. Na ausência de circunstâncias que ponham a vida em risco, a escolha da criança deve ser respeitada após ponderação dos riscos e benefícios esperados (8) .

4.2 AVALIAÇÃO DE RISCO DURANTE A ANESTESIA

- A verificação dos medicamentos e sua dosagem antes da administração e todo o equipamento de acordo com a sigla SOPAME lembra ao clínico as medidas a tomar (Sucção, Oxigénio, Farmácia (medicamentos necessários), Vias Aéreas, Monitorização e Equipamento) (9). Sempre que um produto anestésico é utilizado, há um risco de erro. Um estudo mostrou que havia 399 erros por 1000 medicamentos prescritos nos hospitais e que estes eram potencialmente nocivos (10). Isto deveu-se em parte à semelhança entre os produtos em cor e apresentação. Para reduzir o risco de erro, o clínico deve rotular e separar claramente os diferentes medicamentos.

- A documentação deve ser suficiente e precisa: deve identificar o doente, peso, idade, diagnóstico, último consumo alimentar, alergia, estado de pré-sedação para mostrar que o estado do doente não se alterou após a anestesia, anomalias das vias respiratórias ou outras patologias, exame do estado respiratório e hemodinâmica.
- A documentação dos sinais vitais, especialmente a saturação de oxigénio a intervalos regulares, medicamentos e as suas vias de administração, dosagem, tempo de injecção e efeitos secundários, estado de consciência durante o procedimento, resposta a comandos verbais ou estímulos tácteis são essenciais até o paciente acordar, porque se houver negligência médica durante a anestesia, esta documentação é revista por especialistas a fim de determinar se a origem do dano é resultado de negligência.

4.3. AVALIAÇÃO DE RISCO APÓS ANESTESIA

A observação da criança durante um período de tempo apropriado após a anestesia é um período crucial. Embora seja importante que a criança só seja dispensada da sala de recuperação se cumprir os critérios de dispensa propostos pela ASA e pela AAP (3,11), também é importante saber quem decide sobre a dispensa. Estes critérios são pelo menos um regresso à função vital e cognitiva de base com um estado cardiovascular estável, uma via aérea desobstruída, um reflexo de deglutição presente e um estado de hidratação adequado. A criança deve estar facilmente acordada e responder a estímulos verbais e tácteis da mesma forma que antes. Os bebés e crianças com desenvolvimento psicomotor retardado devem regressar ao seu estado basal. A observação prolongada da criança é necessária se a criança tiver uma condição médica subjacente (atraso psicomotor), obstrução parcial das vias aéreas ou complicações durante a sedação, ou se o tutor da criança estiver sozinho se a criança estiver a conduzir um carro (9). Antes da descarga, o estado de consciência e a capacidade de alimentação da criança devem ser registados. As instruções de descarga dadas aos pais devem ter em conta que a criança não deve jogar jogos que exijam coordenação (por exemplo, brincar com uma bicicleta), não deve manusear dispositivos electrónicos ou produtos perigosos, e não deve tomar banho sem a supervisão dos pais durante pelo menos 24 horas. Discutir o transporte seguro para casa com o tutor. É fornecido um número de contacto de 24 horas para os pais expressarem preocupações ou fazerem perguntas sobre a anestesia e o comportamento do seu filho.

4.4 REQUISITOS DE SEGURANÇA PARA ANESTESIA FORA DO TEATRO

Os protocolos de AG fora do teatro só são concebíveis sob condições estruturais e humanas que permitam a detecção precoce e a gestão óptima das complicações. Antes de iniciar cada anestesia fora de operação, são feitas várias perguntas:

- Qual é o seu objectivo: eliminar ou reduzir a dor (analgesia)? Reduzir a ansiedade (ansiólise)? Obter a imobilidade para os exames radiológicos?
- O pessoal é qualificado? O equipamento e o controlo estão disponíveis?
- O paciente tem alguma condição médica subjacente que possa complicar a anestesia?
- Estou preparado para lidar com efeitos secundários e complicações inesperadas?

Para abordar estas questões, a Academia Americana de Pediatria (AAP) e a Sociedade Americana de Anestesiologistas (ASA) publicaram recomendações de sedação e analgesia para procedimentos realizados fora da sala de operações, a fim de normalizar o procedimento e melhorar a segurança dos pacientes (3,11). Estas recomendações devem estar sujeitas às mesmas normas de segurança que a sala de operações.

4.4.1. O LUGAR

Fornecer anestesia segura requer um local com pessoal treinado, equipamento, monitorização e protocolos para gerir as complicações (3). O pessoal está preparado para gerir quaisquer complicações respiratórias: obstrução das vias aéreas, hipoventilação, hipoxemia, apneia ou paragem respiratória. Um grande estudo de coorte incluindo 30.000 crianças descobriu que em centros especializados em sedação/anestesia fora do quarto, para cada 200 sedações/anestésicos, era necessária uma intervenção nas vias respiratórias, e para cada 400 procedimentos, foram associados estridor, laringoespasmo, sibilo, ou apneia (2,12). Como é difícil prever em quem e quando ocorrem estes efeitos secundários, uma preparação adequada da sala de procedimentos é o factor mais importante para minimizar os riscos associados à anestesia fora da sala (1,13).

4.4.2. O PESSOAL

Pessoal de anestesia qualificado e experiente é o factor mais importante para a segurança da criança. É composto por pelo menos dois profissionais formados.

- O responsável pela anestesia deve ser especializado em reanimação cardiopulmonar básica (desobstrução das vias aéreas, ventilação e massagem cardíaca) e especializado em intubação traqueal, punção venosa e administração de medicamentos, bem como cardioversão, e deve reconhecer quaisquer complicações inerentes à anestesia, especialmente os sinais precoces de complicações respiratórias, a fim de as gerir a tempo.
- A segunda pessoa é responsável pela monitorização da criança durante o procedimento, relatando alterações no estado respiratório e cardiovascular do paciente, registando sinais vitais, estado de consciência, administração de medicamentos e quaisquer complicações.

Devem estar familiarizados com a farmacologia, farmacodinâmica e as complicações dos produtos anestésicos utilizados.

4.4.3. EQUIPAMENTO

A área em que a sedação/anestesia é realizada deve ter o seu próprio equipamento para minimizar as consequências dos efeitos secundários. Inclui :

- Uma fonte de oxigénio fiável que deve estar disponível ao longo de todo o procedimento. É montado na parede ou entregue usando uma garrafa de oxigénio de cilindro H de preferência contendo (6600L) em vez de uma garrafa de oxigénio E-cylinder de (659L). Este oxigénio é dado aos doentes através de uma máscara facial ou cânula nasal.

- Uma fonte de sucção funcional e eficiente com sondas de sucção adaptadas.

- Um balão de ressuscitação auto-inflável (Ambu) para ventilação por pressão positiva em caso de hipoventilação ou apneia é um problema.
- O carrinho de emergência: Deve ser verificado, mantido e reabastecido regularmente por uma pessoa claramente designada. Inclui um desfibrilador, medicamentos de emergência, antídotos, equipamento intravenoso (cateteres intravenosos, interósseos, seringas, soluções de enchimento), equipamento de desobstrução de vias aéreas (cânulas orofaríngeas, máscara laríngea, cabos e lâminas de laringoscópio, e tubos de intubação). Todo este equipamento deve ser adequado à idade.
- Iluminação suficiente para visualizar o doente; numerosas fontes eléctricas para o funcionamento do equipamento de monitorização, respirador e eléctrico;
- Um sistema de evacuação se forem utilizados gases anestésicos.
- O aparelho de anestesia não é frequentemente necessário em todos os locais onde a anestesia geral é executada fora da sala de operações, a menos que seja executada diariamente e exija a administração de gases anestésicos voláteis. Com o desenvolvimento da anestesia intravenosa, os agentes voláteis não são necessariamente necessários. Contudo, se a

ventilação for necessária durante algumas horas, isto pode ser feito utilizando um circuito que inclui um balão auto-insuflável ligado a uma fonte de oxigénio ou através de um ventilador de transporte. Se um equipamento de anestesia estiver disponível, o seu funcionamento e manutenção devem ser verificados regularmente de acordo com as recomendações do fabricante.

4.4.4. ACOMPANHAMENTO

A monitorização fisiológica dos sinais vitais é essencial para a segurança da anestesia fora da sala (3,14). O doente deve ter a mesma qualidade de monitorização que na sala de operações (15). Várias sociedades científicas desenvolveram directrizes de monitorização para normalizar e optimizar a segurança dos pacientes, as mais importantes das quais são da ASA (11), da AAP (3) e do American College of Emergency Physicians (ACEP) (16). O pessoal de anestesia deve acompanhar de perto e continuamente os parâmetros fisiológicos desde a indução à recuperação, devido à depressão respiratória e hemodinâmica que os fármacos anestésicos podem induzir. O monitor é dispensado de todas as outras funções de cuidados, incluindo a administração de fármacos anestésicos. A monitorização fisiológica inclui vigilância clínica e paraclínica.

4.4.4.1. MONITORIZAÇÃO CLÍNICA

Isto é feito por uma pessoa que é capaz de reconhecer os efeitos adversos dos produtos anestésicos, detectá-los e geri-los precocemente (17,18). Esta pessoa deve observar continuamente a expansão do rosto, boca e peito. Esta observação cuidadosa permite a detecção precoce de efeitos adversos tais como depressão respiratória, apneia, obstrução das vias aéreas, vómitos e hiper salivação (19).

4.4.4.2. MONITORIZAÇÃO PARACLÍNICA

Os sinais vitais são medidos a intervalos regulares antes do início do procedimento, após a administração de drogas anestésicas, no final do procedimento, durante a recuperação e na descarga (14). Note-se que a criança corre o risco de complicações 5-10 minutos após a administração de medicamentos anestésicos e imediatamente após o fim do procedimento quando o estímulo é interrompido (14). Esta monitorização ajuda a optimizar a segurança anestésica dos procedimentos realizados. Esta monitorização inclui medição contínua da oxigenação (SpO2), ventilação (capnografia) e hemodinâmica (tensão arterial, electrocardiograma) (14).

a) MONITORIZAÇÃO DA OXIGENAÇÃO

A oximetria de pulso é uma medição indirecta (percutânea) e não invasiva da quantidade de oxigénio no sangue. Determina o nível de saturação de oxigénio da hemoglobina (SpO2), que é suposto reflectir a saturação de oxigénio do sangue arterial (estimativa SaO2). O seu princípio de funcionamento baseia-se na combinação de espectrofotometria de absorção para medição de oximetria e fotopletismografia para detecção de ondas de pulso. É mais eficiente que o exame clínico, permitindo uma detecção mais precoce e mais fiável da hipoxemia do que a avaliação clínica em pacientes com ventilação espontânea e controlada (20).

1. Espectrofotometria de absorção: É uma medição da absorção da luz através de substâncias em certos comprimentos de onda, com base nas características físicas da hemoglobina. A hemoglobina e a oxihemoglobina absorvem a luz vermelha e infravermelha de forma diferente. Os sensores que são colocados em contacto com a pele são compostos por dois diodos que emitem, através do fluxo sanguíneo arterial e venoso e das estruturas circundantes, duas ondas de luz vermelha e infravermelha. Duas ondas de luz vermelha e infravermelha são recolhidas por um detector. O detector avalia a absorvância destas ondas pela hemoglobina sanguínea. A diferença na absorção das duas hemoglobinas

(oxigenadas e não oxigenadas) na gama de luz vermelha e infravermelha permite diferenciá-las. O instrumento utiliza então estas absorvâncias para determinar a razão de concentração de oxihaemoglobina para deoxiaemoglobina no sangue e expressa-a como uma percentagem da saturação de oxigénio (figura 1).

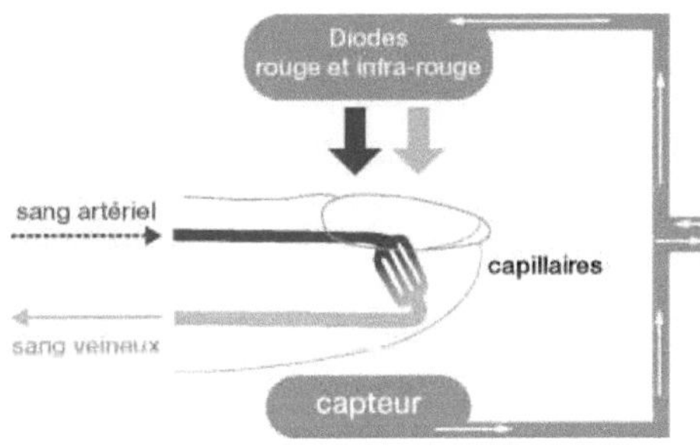

Figura 1: Princípio de funcionamento do oxímetro de pulso; depois(21)

2. Fotopletismografia: é a detecção da onda de pulso durante um ciclo cardíaco utilizando a absorção da onda de luz para reproduzir as ondas emitidas pelo sangue pulsátil. É necessário visualizar uma curva fletismográfica de boa qualidade para interpretar correctamente o valor SpO2 (21).

3. Diferenças entre SpO2 e PaO2: o oxímetro de pulso não dá PaO2 mas estima SaO2. Estes dois valores estão ligados por uma relação não linear (curva sigmóide de Barcroft: curva de dissociação da hemoglobina) (figura 2). O ponto mais importante é o mergulho na curva, que corresponde a um valor de saturação de 92%. Abaixo desta percentagem, uma pequena diminuição de PaO2 leva a uma rápida queda na saturação de oxigénio da hemoglobina.

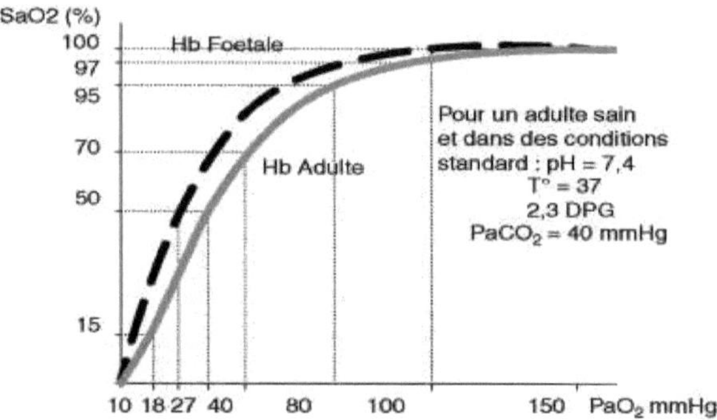

Figura 2: Curva Barcroft: oxímetro de pulso (SpO2); a partir de (21)

O paciente com função respiratória normal e troca gasosa adequada tem uma SpO2 entre 97% e 100%. O oxímetro de pulso permanece preciso para saturações > 70% (22). Uma saturação de O2 inferior a 90% representa hipoxemia. Abaixo de 75% de saturação, a fiabilidade da medição diminui com SpO2 e a margem de erro aumenta acentuadamente (21).

O sensor de saturação é mais frequentemente colocado na ponta dos dedos, se este for inacessível, outros locais podem ser utilizados, tais como o lóbulo da orelha, asas do nariz, dedo grande do pé e calcanhar. Existem várias limitações à interpretação do oxímetro de pulso: Vasoconstrição (colapso, frio), artefactos (sensor deslocado, sensor mal posicionado, movimentos epilépticos, tremores, esmaltes) e a presença de outras formas de hemoglobina (carboxihaemoglobina (HbCO), meta-hemoglobina (MetHb) que afectam a absorção do comprimento de onda (21-23).

b) MONITORIZAÇÃO DA VENTILAÇÃO

A capnografia é uma medição objectiva e não invasiva do estado ventilatório. Permite a medição quantitativa (capnometria) da concentração máxima de CO_2 no final da expiração (CO_2 no final da expiração: ETCO2) e a medição qualitativa (capnograma) por visualização gráfica sob a forma de uma curva das variações da concentração de CO_2 nos gases respiratórios durante o ciclo respiratório.

O CO_2 é medido por espectrofotometria de absorção de infravermelhos: utiliza a capacidade do CO2 para absorver a luz infravermelha. Um sistema óptico é utilizado para quantificar esta absorção, que é directamente proporcional à quantidade de CO_2 contida na mistura a ser analisada. Este equipamento fornece uma curva de capnograma e o valor tele-expiratório da pressão de CO_2 (PetCO2). O CO_2 é medido directamente no fluxo de gás do circuito ventilatório permitindo uma leitura directa (capnómetro não-aspiratório: corrente principal) ou por uma amostra de gás aspirado por uma bomba para o dispositivo para análise (capnómetro aspiratório: sidestream). O capnograma normal consiste em 4 fases: fase I: início da expiração; fase II: mistura de espaço morto e gases alveolares; fase III: platô alveolar (gases dos alvéolos); fase 0: inspiração. O α-ângulo é uma medida indirecta de ventilação-perfusão; o β-ângulo: o seu aumento indica uma recaptura de CO_2 exalado; o PetCO2 é o valor pCO2 no fim da expiração (figura 3).

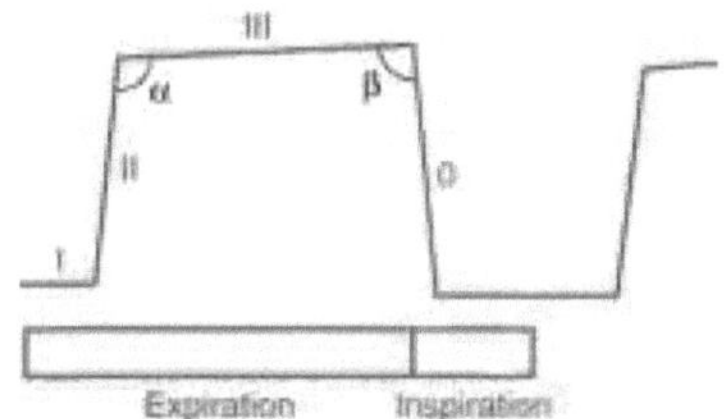

Figura 3: Aspecto normal do capnógrafo, após (24)

No paciente com função respiratória normal, o gradiente entre PetCO2 e PCO2 é de 3 a 5 mm Hg. Neste caso, o PetCO2 permite uma estimativa do PCO2. Nas doenças pulmonares obstrutivas (asma, COPD) onde a inclinação do planalto alveolar é elevada e no caso de rácios VA/Q alterados, o gradiente PetCO2-PCO2 aumenta de tal forma que a estimativa de PaCO2 do PetCO2 se torna aleatória (25,26).

A capnografia mede continuamente a frequência respiratória. O CO_2 exalado é mais sensível do que a avaliação clínica na detecção de hipoventilação e apneia (27). Este compromisso respiratório manifesta-se anormalmente como um PetCO2 alto ou baixo mesmo antes do oxímetro de pulso detectar a dessaturação. Esta detecção precoce é importante especialmente em bebés e crianças que têm uma capacidade funcional reduzida e um elevado consumo de oxigénio em comparação com os adultos. Estes resultados são ilustrados em vários estudos. Num estudo randomizado, 163 crianças foram sedadas para endoscopia digestiva. A monitorização da ventilação por PetCO2 identificou hipoventilação alveolar em 56% dos procedimentos e apneia em 24%. O pessoal que observara directamente os pacientes comunicou hipoventilação em apenas 3% dos casos e não foi detectada apneia. As crianças estimuladas após 15 segundos de hipoventilação tiveram menos dessaturação de oxigénio (11%) do que as estimuladas após 60 segundos de hipoventilação (25%) (28). Num outro estudo prospectivo, numa amostra de 60 sedações realizadas no departamento de emergência, foi observado um valor anormal de PetCO2 em 60% dos pacientes. A mudança no PetCO2 foi observada antes da dessaturação ou hipoventilação em 70% dos sujeitos (29). Estes estudos salientam a importância da monitorização PetCO2 na detecção precoce da hipoventilação, e que é um instrumento complementar da observação visual e do oxímetro de pulso. Apesar destas vantagens, nenhum estudo demonstrou que os efeitos secundários graves são reduzidos pela monitorização do PetCO2.

c) MONITORIZAÇÃO HEMODINÂMICA

A medição NIBP é uma forma simples de avaliar a hemodinâmica em crianças. Esta medição pode ser obtida manual ou automaticamente em intervalos pré-definidos. O módulo NIBP exibe a frequência cardíaca, sistólica, diastólica e pressão média. Quando o manguito é inflado e esvaziado, pequenas alterações de pressão pulsante (oscilações) são transmitidas da artéria braquial para o manguito devido a pulsações de pressão sanguínea e são detectadas e registadas pelo sistema de medição. A pressão arterial média (MAP) é a pressão do manguito no momento de registar as oscilações máximas. A tensão arterial sistólica (PAS) é o ponto em que a amplitude das oscilações é 25-50% da amplitude máxima; a tensão arterial diastólica (PAD) é o ponto em que a amplitude das oscilações diminuiu 80% (Figura 4) (30).

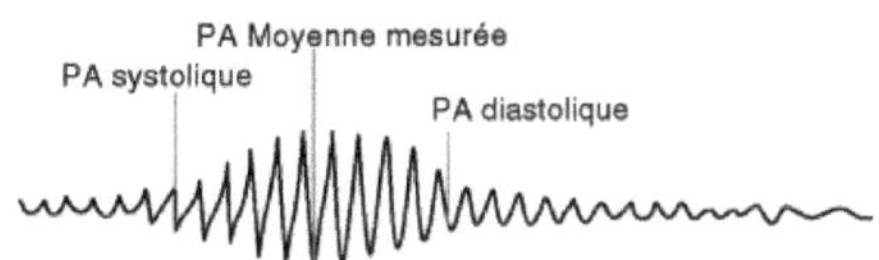

Figura 4: variações de pressão de punho registadas pelo oscilómetro; de acordo com (30).

A precisão da medição NIBP depende da escolha correcta do tamanho do punho (especialmente em crianças e pessoas obesas). Uma manga demasiado pequena pode levar a uma sobrestimação da PA, enquanto uma manga demasiado grande pode subestimar a medição

- **Monitorização contínua do ECG**

É utilizado para a medição do ritmo cardíaco, monitorização e rastreio de distúrbios de ritmo. Embora não seja obrigatório em doentes sem antecedentes cardiovasculares, a sua utilização continua a ser frequente devido ao seu baixo custo, simplicidade e disponibilidade(31).

d) ÍNDICE BISPECTRAL DO ELECTROENCEFALOGRAMA (BIS®)

O Índice Bispectral (BIS®) é um índice estatístico derivado empiricamente do EEG por um algoritmo de cálculo, que permite obter um valor numérico chamado Índice Bispectral ou BIS®(32) a partir da gravação do EEG. O valor BIS® é representado por uma escala que vai de 0 (plano) a 100 (desperto). Os valores BIS em adultos variam entre 100-95: acordado; 95-70: sedação ligeira a moderada; 70-60: sedação profunda; 60-40: anestesia geral.

Vários estudos clínicos pediátricos investigaram se existe uma correlação entre os valores do BIS® e a profundidade da anestesia. Masson et al, (33) compararam valores BIS imediatamente após RM ou TAC em 86 crianças com mais de um ano de idade que foram sedadas com penthobarbital e tinham atingido uma pontuação de Ramsay de 4 ou 5 (sedação moderada ou profunda). Os resultados não mostraram diferença entre as pontuações de sedação e os valores BIS (63±12 e 64±15 para a pontuação 4 e 5 de Ramsay, respectivamente, p=0,64). Estes autores concluíram que o BIS® era limitado na distinção entre sedação moderada e profunda.

Malviya et al (34) em 2007, numa meta-análise de 4 estudos observacionais, incluindo 248 crianças entre 1 mês e 18 anos de idade, encontraram uma correlação moderada entre o BIS® e a escala de sedação UMSS após a administração de hidrato de cloral, pentobarbital, propofol e midozalam e uma fraca correlação com a cetamina e os opiáceos. Overly et al, (35) noutro estudo, incluindo 47 crianças sedadas com cetamina/midazolam, propofol, methohexital, ou midazolam, encontraram uma boa correlação entre o BIS e a escala OAA/S para drogas não dissociativas e nenhuma correlação com a cetamina. Outros estudos confirmam a falta de correlação entre o BIS® e os escores de sedação clínica para a cetamina (34,36). Em bebés com menos de 6 meses de idade, a pontuação BIS não é interpretável durante a anestesia geral e sedação, uma vez que o algoritmo BIS é desenvolvido a partir de dados de adultos (36,37). Outros estudos mostram que a monitorização do BIS é limitada na avaliação do nível de sedação em crianças e não se correlaciona com os escores clínicos de sedação (38,39). Por conseguinte, não pode actualmente ser recomendado para utilização na avaliação da profundidade da sedação e da anestesia geral fora da sala de operações.

4.5. AVALIAÇÃO DA CRIANÇA

Este passo é crucial para o sucesso da anestesia. Deve ser feito antes de qualquer anestesia e em todas as crianças. Inclui um exame clínico cuidadoso do estado respiratório, hemodinâmico, neurológico, gastrointestinal e endócrino para avaliar os factores de risco que comprometem a segurança da criança e para analisar o risco-benefício da anestesia fora da sala de operações, a fim de propor a anestesia geral na sala de operações ou de adiar o procedimento.

4.5.1. INTERROGATÓRIO

- Determinar a idade gestacional: um bebé prematuro pode ter condições pulmonares, cardiovasculares, neurológicas, gastrointestinais e hematológicas precárias que estão em risco de descompensação;
- História do ronco ou da apneia do sono ;
- História de sedação ou AG e complicações associadas;
- Lista de medicamentos, drogas ou alergias alimentares actuais;
- Procurar patologia que possa afectar os sistemas respiratório, cardiovascular, renal ou hepático.

O jejum e o risco de inalação pulmonar

O objectivo do jejum antes da sedação e da anestesia é reduzir o risco de inalação pulmonar. No entanto, o jejum prolongado nas crianças não é isento de riscos. Pode levar a hipoglicémia ou hipovolémia. Portanto, tomar líquido límpido (água, sumo de laranja sem partículas) 2 horas antes da anestesia torna a criança menos sedenta, menos esfomeada e mais calma sem aumentar o risco de inalação pulmonar (40). Em adultos a incidência de inalação pulmonar é estimada em aproximadamente 1 em 7000 pacientes com uma mortalidade de 1 em 99000 (41,42). Na anestesia pediátrica, é de 1/10.000 e ocorre principalmente em caso de procedimentos urgentes, durante a manipulação das vias aéreas (intubação traqueal ou extubação) e este risco aumenta no caso de patologias subjacentes associadas (estenose pilórica, abdómen cirúrgico, refluxo gastro-esofágico) ou no caso de um traumatismo importante (43) Dos 49836 casos de sedação/anestesia realizados com propofol, o grupo PSRC registou apenas quatro casos de inalação pulmonar (44). E sanborn et al (45), de 16467 sedações realizadas com midazolam, fentanil, ou pentobarbital em radiologia, a incidência de inalação pulmonar foi de apenas

0,012%. Esta baixa incidência de inalação pulmonar é atribuída ao facto de o estômago poder expandir-se e acomodar volumes muito grandes antes que a pressão intra-gástrica aumente. Esta pressão gástrica deve exceder a do esfíncter esofágico inferior (LES) para que ocorra regurgitação, que não é facilmente superada mesmo sob AG (46).

- **Se o procedimento for não urgente**

A criança deve jejuar de acordo com as recomendações da ASA para jejum pré-operatório para anestesia programada (Tabela 1) (2011).

Quadro 1: Recomendações para o jejum pré-operatório

Tipo de alimentos	**Duração**
Líquido transparente	2 horas
Leite materno	4 horas
leite artificial	6 horas
Alimentos sólidos	8 horas

O impacto da ingestão de líquidos claros tem sido bem estudado. Uma meta-análise de 23 estudos pré-operatórios aleatórios em jejum em crianças sem factores de risco para inalação durante a AG constatou que um jejum pré-operatório de 2 horas para líquidos claros não resultou num aumento significativo do volume gástrico ou pH e proporcionou um conforto óptimo em comparação com aqueles que tinham um jejum de seis horas (47).

- **Se o procedimento for urgente**

As recomendações propostas pela ASA e ACEP para reduzir o risco de inalação em crianças que não estão em jejum são (11,48):

- Avaliação do benefício/risco do procedimento realizado e aguardar que o jejum seja respeitado se o procedimento não for urgente, particularmente naqueles com risco acrescido de inalação: sinais preditivos de entubação difícil, condições predisponentes ao refluxo (oclusão, íleo, gastrite), bebés < 6 meses, estado não estabilizado (ASA3), estado de consciência alterado;
- Diminuição da profundidade da sedação: a sedação suave permite a manutenção dos reflexos de protecção das vias aéreas.
- Nos casos em que o procedimento não pode ser adiado e o risco de efeitos secundários é elevado, a AG na sala de operações é preferível, embora esta abordagem não reduza completamente o risco de inalação pulmonar (47,49).

A relação entre o tempo de jejum e os efeitos secundários, incluindo a inalação em crianças sedadas em departamentos de emergência, foi avaliada em vários estudos observacionais. Num estudo prospectivo, 905 crianças em departamentos de emergência pediátrica foram sedadas para procedimentos diagnósticos e terapêuticos com cetamina, cetamina e midazolam, midazolam e fentanyl. Os efeitos secundários das 509 crianças que não jejuaram não foram significativamente superiores aos das que jejuaram (8% contra 7% respectivamente) e não foram observados episódios de inalação (50).

Num outro estudo de 2085 crianças sedadas parenteralmente com cetamina, cetamina e midazolam ou midazolam e fentanil em departamentos de emergência pediátrica, a incidência de efeitos secundários (dessaturação, vómitos, apneia, laringoespasmo) foi semelhante entre os que jejuavam e os que não jejuavam, não tendo sido observados episódios de inalação (51) .

Estes estudos tinham demonstrado que a inalação pulmonar durante os procedimentos de sedação era rara nos departamentos de emergência pediátrica e que a duração do jejum não parecia ser um factor associado ao aumento dos efeitos secundários. No entanto, a estimativa de inalação pulmonar em crianças continua elevada (4/1000 pacientes) em comparação com a dos adultos em jejum para AG na sala de operações (1/7000) (41). Além disso, a sedação-analgesia foi realizada por profissionais com vasta experiência na gestão e reanimação de vias aéreas. Por conseguinte, são necessários mais dados para fazer recomendações claras relativamente ao cumprimento rápido em situações de emergência pediátrica.

4.5.2. EXAME FÍSICO

Deve concentrar-se na avaliação das vias aéreas, estado respiratório e hemodinâmica.

4.5.2.1. EXAME DAS VIAS RESPIRATÓRIAS

A morbidade anestésica em crianças é principalmente de origem respiratória. O conhecimento das características anatómicas e fisiológicas respiratórias específicas da criança e dos efeitos dos agentes anestésicos na liberdade das vias aéreas é essencial para uma correcta gestão das vias aéreas.

4.5.2.1.1. CARACTERÍSTICAS ANATÓMICAS E FISIOLÓGICAS DA CRIANÇA

A configuração das vias respiratórias superiores muda com o crescimento. Antes dos dois anos de idade, a língua ocupa dois terços da cavidade oral, o maxilar inferior está pouco desenvolvido e a laringe está numa posição elevada (projectando-se em frente da terceira vértebra cervical em vez da quinta em adultos) e a epiglote está situada em frente da primeira vértebra cervical antes da idade de quatro meses. A via aérea faríngea não tem paredes rígidas, ao contrário das vias aéreas nasais ou laríngeas, cuja permeabilidade depende do tom dos músculos dilatadores da faringe. Nas crianças, a orofaringe e a entrada da laringe ao nível da arytenoids são as áreas de mais fácil construção. A anestesia geral causa obstrução das vias aéreas superiores secundária à depressão do músculo faríngeo (genioglossus), músculo velofalatino e outros músculos dilatadores da laringe em vez de a língua cair para trás (9,53).

Até à adolescência, a laringe tem a forma de um cone invertido, com um estreitamento subglótico localizado ao nível da cartilagem cricoide, enquanto que o adulto tem uma laringe cilíndrica. Em bebés, um edema de 1 mm causa uma diminuição de 75% na área da secção transversal da laringe com um aumento de 16 vezes na resistência das vias aéreas, enquanto que uma diminuição de 44% na área da secção transversal resulta num aumento de apenas três vezes na resistência em adultos (Figura 5) (14). Isto sugere que se deve ter cuidado quando se anestesia uma criança com uma infecção respiratória recente.

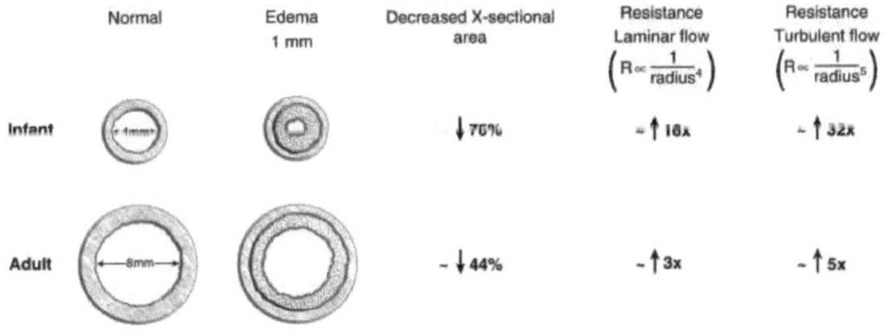

Figura 5: Efeito do edema sobre as vias respiratórias de crianças eadultos; de(9)

A ventilação alveolar é duas vezes mais elevada em bebés, uma vez que as necessidades metabólicas são elevadas e levam a um aumento das necessidades de oxigénio (130 ml/kg por minuto em comparação com 60 ml/kg por minuto em adultos). O aumento da ventilação alveolar associada a uma baixa capacidade residual funcional, reflectindo reservas baixas de oxigénio, explica o rápido início da hipoxemia na criança pequena durante a apneia.

Estas particularidades anatómicas e fisiológicas explicam porque é que a maioria dos eventos adversos que ocorrem durante a anestesia são de origem respiratória, quer seja hipoxemia, laringoespasmo ou broncoespasmo, e porque é que a existência de hiper-reactividade brônquica multiplica estes riscos.

4.5.2.1.2. AVALIAÇÃO CLÍNICA DAS VIAS RESPIRATÓRIAS

Deve procurar a noção :

- Infecção das vias aéreas superiores que predispõe a complicações respiratórias durante a anestesia (laringoespasmo, broncoespasmo e dessaturação);
- Ressonar ou respiração ruidosa indicando hipertrofia amigdalar ou apneia do sono;
- Uma tosse produtiva que indica bronquite, pneumonia ou um corpo estranho;
- Estridor inspirador: laringomalacia;
- Voz rouca: laringite, papilomatose;
- Pneumonia repetida: laringe incompetente, refluxo, fibrose cística, dilatação brônquica, imunodeficiência;
- Alergia: aumenta a reactividade das vias aéreas;
- fumar nos pais o que aumenta a resistência das vias aéreas e a dessaturação (54);
- Asma ;
- O tamanho da língua e a sua relação com as estruturas faríngeas;
- A micrognatia bilateral está associada à dificuldade em visualizar a laringe (55);

Nem todos os critérios preditivos para entubação difícil validados em adultos são aplicáveis em pediatria. No entanto, alguns critérios sugestivos podem ser procurados no exame clínico:

- Abertura limitada da boca, menos de três bocas de dedos;
- A existência de uma distância tireomental inferior a 15 mm em recém-nascidos, 25 mm em bebés, 35 mm em crianças com menos de dez anos de idade;

- Ronco nocturno. Hipertrofia tonsilar que ocupa mais de 50-75% da orofaringe. Esta hipertrofia está presente em crianças com síndrome da apneia obstrutiva do sono (OSA);
- A existência de dismorfia facial (por exemplo, síndrome de Pierre-Robin) como parte de uma síndrome malformativa ou patologias adquiridas conhecidas (por exemplo, mucopolissacaridoses)
- Obesidade significativa (especialmente do pescoço e das estruturas faciais)
- A pontuação de Mallampati (Figura 6), que pode ser difícil de classificar em crianças(56). É composto por 4 classes. Classe 1: a úvula, o palato mole e as amígdalas são visíveis; classe 2: a úvula é parcialmente escondida pela base da língua; classe 3: apenas o palato mole é visível; classe 4: apenas o palato ósseo é visível

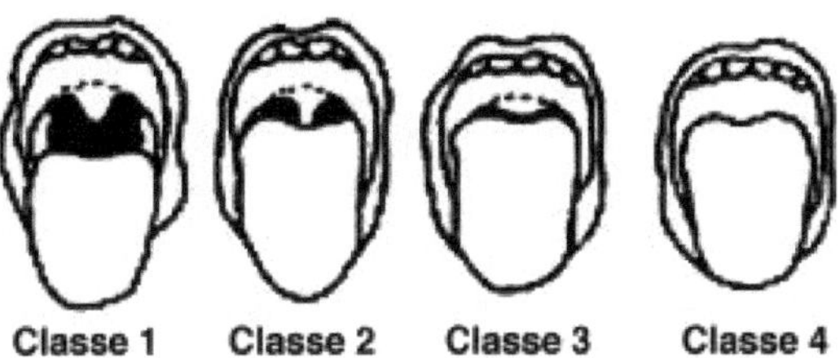

Figura 6: Classificação de Mallampati; após (56)

- Exame cardiorespiratório com medição de sinais vitais: frequência cardíaca, frequência respiratória, saturação de oxigénio.

No final deste exame pré-anestésico, a criança é identificada de acordo com a classificação de risco anestésico da ASA (57): ASA classe III e superior correlaciona-se com um risco aumentado de anestesia e os seus efeitos secundários (Quadro 2).

Quadro 2: Classificação ASA

Classe ASA	Descrição	Exemplos	Possibilidade de sedação
1	Doente saudável	Nenhum historial anterior	Excelente
2	Doença sistémica moderada sem limitação de actividade	Asma intermitente, Epilepsia controlada, anemia, diabetes	Geralmente bom
3	Condição crónica e limitação de actividade	Asma grave, epilepsia descontrolada, pneumonia, diabetes instável, obesidade	Média a pobre, considere a relação risco-benefício
4	Estado crónico em tratamento constante, necessidade de cuidados	Displasia broncopulmonar, sepsis, respiratória, cardíaca, hepática, renal ou insuficiência endócrina	Pobres, os benefícios são raramente > os riscos
5	Moribund	Choque séptico, politraumatismo	Muito pobre

4.5.2.1.3. PREVENÇÃO E TRATAMENTO DA OBSTRUÇÃO DAS VIAS AÉREAS

A melhor maneira de prevenir a obstrução das vias aéreas é assegurar a posição correcta que mantém a patência das vias aéreas. O paciente deve estar supino com a cabeça e ombros ligeiramente elevados (posição de farejar). Isto irá contrariar a protuberância do occipital, elevando o ombro para evitar a flexão do pescoço e a obstrução das vias aéreas (58). Se, apesar do posicionamento correcto, a via aérea permanecer obstruída, é inserida uma cânula orofaríngea. Isto irá limitar a inclinação posterior da língua, o que causa obstrução das vias aéreas. Contudo, o uso de uma cânula de tamanho inadequado pode levar a certas complicações: a ocorrência de laringoespasmo quando uma cânula é colocada numa fase de anestesia demasiado leve ou quando é usada uma cânula demasiado comprida, o que corre o risco de estimular a epiglote; aumento da obstrução das vias aéreas superiores por uma cânula demasiado pequena, pressionando a base da língua contra a face posterior da faringe. Outras manobras para levantar a obstrução são a *elevação* do queixo e o empurrão da mandíbula. O queixo aumenta o diâmetro faríngeo. Em crianças, esta manobra por si só não é eficaz na presença de amígdalas e adenoides aumentadas, podendo mesmo agravar a obstrução (59). Se a criança necessitar de ventilação assistida, será necessária uma máscara de ventilação, a inserção de uma máscara laríngea ou um tubo de intubação.

REFERÊNCIAS BIBLIOGRÁFICAS

Cote CJ, Notterman DA, Karl HW, Weinberg JA, McCloskey C. Eventos adversos de sedação em pediatria: uma análise de incidentes críticos de factores contribuintes. Pediatria. 2000;105(4 Pt 1):805-14. Epub 2000/04/01.

Green SM, Roback MG, Krauss B, Emergency Department Ketamine Meta-Analysis Study G. Laringoespasmo durante a sedação de cetamina do departamento de emergência: um estudo de caso-controlo. Pediatria Emergente Care. 2010;26(11):798-802. Epub 2010/10/15.

Cote CJ, Wilson S. Directrizes para a monitorização e gestão de pacientes pediátricos durante e após a sedação para procedimentos diagnósticos e terapêuticos: uma actualização. Pediatrics. 2006;118(6):2587-602. Epub 2006/12/05.

4. Murat I, Sabourdin N, Balestrat E, Louvet N. [Consentimento informado para procedimentos padrão e para investigação clínica em anestesia pediátrica]. Ann Fr Anesth Reanim. 2013;32(1):e61-3. Epub 2012/11/28. Consentimento informado em anestesia pediátrica para cuidados padrão e para investigação.

5. Wisselo TL, Stuart C, Muris P. Fornecer aos pais informações antes da anestesia: o que é que eles realmente querem saber? Pediatra Anaesth. 2004;14(4):299-307. Epub 2004/04/14.

6 Beckman HB, Markakis KM, Suchman AL, Frankel RM. A relação médico-paciente e a má prática. Lições dos depoimentos dos queixosos. Arch Intern Med. 1994;154(12):1365-70. Epub 1994/06/27.

7 Hickson GB, Clayton EW, Githens PB, Sloan FA. Factores que levaram as famílias a apresentar queixas de negligência médica na sequência de lesões perinatais. JAMA. 1992;267(10):1359-63. Epub 1992/03/11.

8 Lewis I, Burke C, Voepel-Lewis T, Tait AR. Crianças que recusam anestesia ou sedação: um inquérito aos anestesiologistas. Paediatr Anaesth. 2007;17(12):1134-42. Epub 2007/11/08.

9. kaplan RF CJ, yaster M,Cote C. sedação para procedimentos diagnósticos e terapêuticos fora da sala de operações. In: Philadelphia, editor. Uma prática de anestesia para lactentes e crianças: Saunders Elseveir; 2013. p. 993-1013.

10 Lesar TS, Briceland L, Stein DS. Factores relacionados com erros na prescrição de medicamentos. JAMA. 1997;277(4):312-7. Epub 1997/01/22.

Directrizes práticas para sedação e analgesia por não analgésicos. Anesthesiology. 2002;96(4):1004-17. Epub 2002/04/20.

12 Cravero JP, Blike GT, Beach M, Gallagher SM, Hertzog JH, Havidich JE, et al. Incidência e natureza dos eventos adversos durante a sedação/anestesia pediátrica para procedimentos fora do bloco operatório: Relatório do consórcio de investigação sobre sedação pediátrica. Pediatrics. 2006;118(3):1087-96.

Cote CJ, Karl HW, Notterman DA, Weinberg JA, McCloskey C. Eventos adversos de sedação em pediatria: análise de medicamentos utilizados para sedação. Pediatrics. 2000;106(4):633-44. Epub 2000/10/04.

14 Krauss B, Green SM. Sedação processual e analgesia em crianças. Lanceta. 2006;367(9512):766-80. Epub 2006/03/07.

15 Gozal D, Gozal Y. Sedação/anestesia pediátrica fora do bloco operatório. Current Opinion in Anesthesiology. 2008;21(4):494-8.

16 Godwin SA, Caro DA, Wolf SJ, Jagoda AS, Charles R, Marett BE, et al. Política clínica: sedação processual e analgesia no departamento de emergência. Ann Emerg Med. 2005;45(2):177-96. Epub 2005/01/27.

17 Pena BM, Krauss B. Eventos adversos de sedação e analgesia processual num departamento de emergência pediátrica. Ann Emerg Med. 1999;34(4 Pt 1):483-91. Epub 1999/09/28.

18 Pitetti RD, Singh S, Pierce MC. Utilização segura e eficaz da sedação e analgesia processual por não analgésicos num departamento de emergência pediátrica. Arch Pediatr Adolesc Med. 2003;157(11):1090-6. Epub 2003/11/12.

19 Krauss B, Green SM. Sedação e analgesia para procedimentos em crianças. N Engl J Med. 2000;342(13):938-45. Epub 2000/03/30.

20. Bota GW, Rowe BH. Monitorização contínua da saturação de oxigénio em doentes pré-hospitalares com doença grave: o problema da hipoxemia não reconhecida. J Emerg Med. 1995;13(3):305-11. Epub 1995/05/01.

21. Lucidarme O. Oxímetro de pulso (SpO 2). Guide pratique du monitorage en anesthésie-réanimation et aux urgences: Elsevier Masson SAS; 2012. p. 285-94.

22. Sinex JE. Oximetria de pulso: princípios e limitações. Am J Emerg Med. 1999;17(1):59-67. Epub 1999/02/03.

23 Eichhorn V, Henzler D, Murphy MF. Padronização dos cuidados e monitorização para anestesia ou sedação processual entregue fora do bloco operatório. Curr Opinião Anaesthesiol. 2010;23(4):494-9. Epub 2010/06/30.

24. S. Grape FG, P. Ravussin, L. Steiner. Monitorização do oxigénio e do dióxido de carbono na anestesia e ressuscitação. Anestesia-Resuscitação2011. p. 1-9.

25. Krauss B, Deykin A, Lam A, Ryoo JJ, Hampton DR, Schmitt PW, et al. Capnograma em forma de doença pulmonar obstrutiva. Anesth Analg. 2005;100(3):884-8, índice. Epub 2005/02/25.

26. Lucidarme O. Monitorização tele-expiratória do dióxido de carbono exalado (PetCO 2). Guide pratique du monitorage en anesthésie-réanimation et aux urgences: Elsevier Masson SAS; 2012. p. 239-62.

27. Krauss B, Hess DR. Capnografia para sedação e analgesia de procedimentos no departamento de emergência. Ann Emerg Med. 2007;50(2):172-81. Epub 2007/01/16.

28. Lightdale JR, Goldmann DA, Feldman HA, Newburg AR, DiNardo JA, Fox VL. A capnografia Microstream melhora a monitorização do paciente durante a sedação moderada: um ensaio aleatório e controlado. Pediatrics. 2006;117(6):e1170-8. Epub 2006/05/17.

29 Burton JH, Harrah JD, Germann CA, Dillon DC. A monitorização do dióxido de carbono no fim da maré detecta eventos respiratórios antes das práticas actuais de monitorização da sedação? Acad Emerg Med. 2006;13(5):500-4. Epub 2006/03/30.

30 Lucidarme O. Brassard. Guide pratique du monitorage en anesthésie-réanimation et aux urgences Elsevier Masson SAS; 2012. p. 71-9.

31 Krauss CSaBS. Monitorização Fisiológica para Sedação Procedural: A Rotina e Além. In: Mason KP, editor. Sedação Pediátrica Fora da Sala de Operações: Uma Colaboração Internacional Multiespecialidade: Springer; 2015. p. 83-93.

32. Glass PS, Bloom M, Kearse L, Rosow C, Sebel P, Manberg P. A análise bispectral mede a sedação e os efeitos de memória do propofol, midazolam, isoflurano, e alfentanil em voluntários saudáveis. Anestesiologia. 1997;86(4):836-47. Epub 1997/04/01.

33 Mason KP, Michna E, Zurakowski D, Burrows PE, Pirich MA, Carrier M, et al. Valor do monitor de índice bispectral na diferenciação entre pontuações de

Sedação Ramsay moderada e profunda em crianças. Paediatr Anaesth. 2006;16(12):1226-31. Epub 2006/11/24.

34 Malviya S, Voepel-Lewis T, Tait AR, Watcha MF, Sadhasivam S, Friesen RH. Efeito da idade e do agente sedativo na precisão do índice bispectral na detecção da profundidade da sedação em crianças. Pediatrics. 2007;120(3):e461-70. Epub 2007/09/04.

35 Overly FL, Wright RO, Connor FA, Jr, Fontaine B, Jay G, Linakis JG. Análise bispectral durante a sedação processual pediátrica. Pediatria Emergente Care. 2005;21(1):6-11. Epub 2005/01/12.

36 McDermott NB, VanSickle T, Motas D, Friesen RH. Validação do monitor do índice bispectral durante a sedação consciente e profunda em crianças. Anesth Analg. 2003;97(1):39-43, índice. Epub 2003/06/24.

37 Rampil IJ. Uma cartilha para o processamento de sinais EEG em anestesia. Anestesiologia. 1998;89(4):980-1002. Epub 1998/10/20.

38 Agrawal D, Feldman HA, Krauss B, Waltzman ML. A monitorização do índice bispectral quantifica a profundidade da sedação durante os procedimentos de sedação e analgesia em crianças do departamento de emergência. Ann Emerg Med. 2004;43(2):247-55. Epub 2004/01/30.

39. Miner JR, Biros MH, Heegaard W, Plummer D. Bispectral electroencephalographic analysis of patients undergoing procedural sedation in the emergency department. Acad Emerg Med. 2003;10(6):638-43. Epub 2003/06/05.

40. Directrizes práticas para o jejum pré-operatório e a utilização de agentes farmacológicos para reduzir o risco de aspiração pulmonar: aplicação a pacientes saudáveis submetidos a procedimentos electivos: um relatório actualizado pela Sociedade Americana de Anestesiologistas Comité de Normas e Parâmetros Práticos. Anesthesiology. 2011;114(3):495-511. Epub 2011/02/11.

41 Sakai T, Planinsic RM, Quinlan JJ, Handley LJ, Kim TY, Hilmi IA. A incidência e o resultado da aspiração pulmonar perioperatória num hospital universitário: uma análise retrospectiva de 4 anos. Anesth Analg. 2006;103(4):941-7. Epub 2006/09/27.

42 Cheung KW, Watson ML, Field S, Campbell SG. Pneumonite aspirativa que requer entubação após sedação e analgesia processual: um relatório de caso. Ann Emerg Med. 2007;49(4):462-4. Epub 2006/11/07.

43 Warner MA, Warner ME, Warner DO, Warner LO, Warner EJ. Aspiração pulmonar peri-operatória em lactentes e crianças. Anestesiologia. 1999;90(1):66-71. Epub 1999/01/23.

44 Cravero JP, Beach ML, Blike GT, Gallagher SM, Hertzog JH, Pediat Sedation Res C. A Incidência e Natureza dos Eventos Adversos Durante a Sedação/Anestesia Pediátrica com Propofol para Procedimentos Fora da Sala de Operações: Um Relatório do Consórcio de Investigação em Sedação Pediátrica. Anestesia e Analgesia. 2009;108(3):795-804.

45. Sanborn PA, Michna E, Zurakowski D, Burrows PE, Fontaine PJ, Connor L, et al. Eventos cardiovasculares e respiratórios adversos durante a sedação de pacientes pediátricos para exames de imagem. Radiologia. 2005;237(1):288-94. Epub 2005/09/27.

46. Jones MJ, Mitchell RW, Hindocha N. Efeito do aumento da pressão intra-abdominal durante a laparoscopia sobre o esfíncter esofágico inferior. Anesth Analg. 1989;68(1):63-5. Epub 1989/01/01.

47 Brady M, Kinn S, Ness V, O'Rourke K, Randhawa N, Stuart P. jejum pré-operatório para prevenir complicações perioperatórias em crianças. Cochrane Database Syst Rev. 2009(4):CD005285. Epub 2009/10/13.

48 Green SM, Roback MG, Miner JR, Burton JH, Krauss B. Sedação processual e analgesia do departamento de jejum e emergência: um

aconselhamento de prática clínica baseado em consenso. Ann Emerg Med. 2007;49(4):454-61. Epub 2006/11/07.

49 Engelhardt T, Webster NR. Aspiração pulmonar do conteúdo gástrico em anestesia. Br J Anaesth. 1999;83(3):453-60. Epub 2000/02/03.

50. Agrawal D, Manzi SF, Gupta R, Krauss B. Estado de jejum pré-procedimento e eventos adversos em crianças submetidas a sedação processual e analgesia num departamento de emergência pediátrica. Ann Emerg Med. 2003;42(5):636-46. Epub 2003/10/29.

51 .Roback MG, Bajaj L, Wathen JE, Bothner J. O jejum pré-procedimento e os eventos adversos na sedação processual e analgesia num departamento de emergência pediátrica: estão eles relacionados? Ann Emerg Med. 2004;44(5):454-9. Epub 2004/11/03.

52 Bingham RM, Proctor LT. Gestão das vias aéreas. Pediatr Clin North Am. 2008;55(4):873-86, ix-x. Epub 2008/08/05.

53 Crawford MW, Rohan D, Macgowan CK, Yoo SJ, Macpherson BA. Efeito da anestesia propofol e da pressão positiva contínua das vias aéreas no tamanho e configuração das vias aéreas superiores em bebés. Anesthesiology. 2006;105(1):45-50. Epub 2006/07/01.

54. Kooi EM, Vrijlandt EJ, Boezen HM, Duiverman EJ. As crianças com pais fumadores têm uma maior resistência das vias respiratórias medida pela técnica de interrupção. Pediatra Pulmonol. 2004;38(5):419-24. Epub 2004/10/08.

55 .Uezono S, Holzman RS, Goto T, Nakata Y, Nagata S, Morita S. Previsão de vias respiratórias difíceis em doentes em idade escolar com microtia. Paediatr Anaesth. 2001;11(4):409-13. Epub 2001/07/10.

56 Samsoon GL, Young JR. Intubação traqueal difícil: um estudo retrospectivo. Anaesthesia. 1987;42(5):487-90. Epub 1987/05/01.

57 Equipa de Intervenção da Sociedade Americana de Anestesiologistas na Pré-Anestesia E. Consulta prática para avaliação pré-anestésica: um relatório da Task Force da Sociedade Americana de Anestesiologistas sobre Avaliação Pré-Anestésica. Anesthesiology. 2002;96(2):485-96. Epub 2002/01/31.

Isono S, Tanaka A, Ishikawa T, Tagaito Y, Nishino T. Sniffing position melhora a patência das vias aéreas faríngeas em doentes anestesiados com apneia obstrutiva do sono. Anesthesiology. 2005;103(3):489-94. Epub 2005/09/01.

59. von Ungern-Sternberg BS, Erb TO, Reber A, Frei FJ. Abertura da via aérea superior - manobras de via aérea em anestesia pediátrica. Pediatra Anaesth. 2005;15(3):181-9. Epub 2005/02/24.

5. PROCEDIMENTO ANESTÉSICO FORA DO BLOCO OPERATÓRIO

O protocolo anestésico fora da sala de operações deve ser adequado ao tipo de procedimento, à sua duração esperada, e à idade e condição clínica da criança. Deve proporcionar as condições ideais para o sucesso do procedimento e ter em conta os efeitos secundários e as contra-indicações dos agentes anestésicos

5.1. PREMEDICAÇÃO

Tem várias vantagens:

- Reduzir a ansiedade ;
- Facilitando a separação dos pais;
- Diminuir as secreções salivares e gástricas;

A presença dos pais no momento da indução da anestesia ajuda a acalmar o seu filho, a menos que eles próprios estejam ansiosos e angustiados, caso em que é preferível a pré-medicação com medicação (1) (2)

5.2. PRODUTOS ANESTÉSICOS

Cada produto anestésico é administrado separadamente e em titulação de acordo com a indicação (sedação ou analgesia) para obter o efeito desejado. Além disso, a sua combinação pode agravar a depressão respiratória e a obstrução das vias respiratórias, daí o interesse em reduzir as doses de cada produto (3).

5.2.1. PROPOFOL

Propofol (2,6 diisopropilfenol) é um anestésico geral altamente lipossolúvel amplamente utilizado para sedação e anestesia em crianças com mais de 1 mês de idade (MA 08/08/2005). Não tem efeito analgésico. O seu mecanismo de acção é a activação dos canais de sódio da subunidade β1 dos receptores GABA.

a) Calendário e duração da acção

Propofol tem um início de acção rápido (cerca de 30 segundos) e uma curta duração de acção (5-15 minutos), o que permitirá um fácil ajuste do nível de anestesia e uma rápida recuperação.

b) Dosagem

Para procedimentos a curto prazo, a dose é de 2mg/kg para lactentes e crianças pequenas, 1mg/kg para crianças e adolescentes mais velhos, seguido de reinjecções de 1mg/kg (NRS e crianças pequenas) ou 0,5mg/kg (crianças e adolescentes mais velhos) até que o nível de sedação ou anestesia seja atingido. Para procedimentos a longo prazo após uma dose de carga, é iniciada uma infusão contínua a 100µ/kg/min, com titulação em incrementos de 50µ/kg/min até ser atingido o nível desejado (4).

c) Efeitos secundários

- Efeitos secundários respiratórios

  Propofol é um potente depressor respiratório e leva a uma incapacidade de manter e proteger as vias respiratórias. Estas complicações respiratórias em crianças vão de 8 a 13% (5). Quando o propofol foi administrado como dose em bolus de 2,5-3mg/kg seguido de infusão contínua até 200µg/kg/min para 105 procedimentos dolorosos. 21% das crianças necessitavam de desobstrução das vias aéreas, 17% tinham apneia e 5% hipotensão (6). No departamento de emergência pediátrica, o propofol foi administrado a 113 crianças a 4,5mg/kg em combinação com fentanil (1-2µg/kg) para assegurar a imobilidade durante a redução da fractura. A incidência de dessaturação foi de 21%, laringoespasmo 1% e a administração de oxigénio foi necessária em 25% (7). Num outro estudo onde a sedação foi realizada por titulação de propofol para punções e biópsias de medula óssea, punções lombares e fibroscopia gastrointestinal com monitorização da profundidade da sedação pelo BIS®. Foram estudadas 21 crianças com idades compreendidas entre os 27 e os 18 anos.

Para uma pontuação BIS® ≤ 45, foi conseguida uma sedação 100% adequada para uma dose total de propofol de 520µg/kg/min (8). Os estudos descritos acima mostram que o propofol resulta na maioria das vezes em AG com perda dos reflexos de protecção das vias aéreas.

- Efeitos secundários hemodinâmicos

A hipotensão é frequentemente observada com propofol, contudo, é insignificante nas crianças, uma vez que a pressão arterial média diminui 10-20% e o ritmo cardíaco apenas diminui 20% (9,10).

- Dor por injecção

O propofol causa dor na injecção devido ao seu conteúdo lipídico. Isto pode ser reduzido por pré-tratamento com inalação de óxido nitroso ou por injecção de lidocaína 1mg/kg (11,12)

- Síndrome de Infusão de Propofol (PIS)

O uso prolongado de propofol está contra-indicado em crianças com menos de 15 anos de idade devido ao risco de PRIS. Foram notificados casos fatais de acidose metabólica e lesão miocárdica em crianças que receberam infusão prolongada de propofol durante mais de 48 horas em doses superiores a 5mg/kg/hr (83µg/kg/min) (13-15). No entanto, a administração a curto prazo do propofol é considerada segura nas crianças (16).

- Reacções anafilácticas

Os doentes alérgicos a ovos e soja não devem receber propofol, pois a sua fórmula é composta por fosfato de ovo purificado e óleo de soja.

- Contaminação bacteriana

Devido à ausência de conservantes, o propofol é um meio de crescimento bacteriano, daí o risco de bacteremia. Portanto, o conteúdo de uma ampola deve ser administrado no prazo de 6 horas após a abertura.

5.2.2. KETAMINE

A cetamina, um antagonista do receptor NMDA (N-metil-D-aspartate) não competitivo e agonista do receptor opióide, induz um tipo de anestesia dissociativa, ou seja, uma dissociação entre os sistemas talâmico-neocortical e límbico. A cetamina deprime os sistemas talâmico-neocorticais, mas activa o sistema límbico e desliga os aferentes afectivos e emocionais da percepção da dor (17). Clinicamente causa um estado cataléptico, em que os olhos permanecem abertos, muitas vezes com nistagmo lateral, dilatação pupilar e hipertonia muscular sem resposta a estímulos dolorosos, ao mesmo tempo que preserva a actividade dos músculos que asseguram a permeabilidade e protecção das vias aéreas.

a) Dosagem

A cetamina é administrada em doses subdissociativas (0,25-0,5mg/kg i.v) para além de propofol para procedimentos dolorosos (18) ou isoladamente em doses dissociativas (1-2mg/kg IV; 2-4mg/kg IM) para procedimentos dolorosos (19).

b) Duração e calendário de acção

A cetamina é altamente lipídica e pouco ligada a proteínas, o que lhe dá um rápido início de acção (30-60 segundos por via i.v. e 3-5 minutos por via i.m.). O efeito de uma única dose dura 10-15 minutos, mas com doses repetidas o efeito dura até 20-30 minutos (20).

c) Efeitos secundários

- Efeitos secundários respiratórios

  As complicações respiratórias ocorrem em 4% dos casos após a administração de cetamina com incidência de 0,2% de laringoespasmo e 0,7% de apneia. Numa meta-análise de 8282 crianças sedadas com cetamina, as complicações respiratórias eram mais comuns em crianças com menos de 2 e mais de 13 anos de idade, com uma dose inicial de cetamina de pelo menos 2,5mg/kg e uma dose total de pelo menos 5mg/kg, e se houvesse co-administração de um anticolinérgico e benzodiazepina (21).

- Hyersalivation

  Embora alguns estudos tenham descrito a cetamina como causadora de hipersalivação que requer a co-administração de um antissensibilizante (atropina, glicopirrolato), estudos recentes não encontraram salivação excessiva (22).

- Vómito

  O vómito ocorre em 20% dos pacientes durante o período de despertar e em crianças com mais de 5 anos de idade (23,24). A administração profiláctica de ondansetron pode reduzir a incidência de vómitos, especialmente em crianças com mais de 12 anos de idade que estão em alto risco de vomitar (25).

- Fenómenos psicodislépticos

  Sensações desagradáveis e pesadelos ocorrem em 7-10% dos pacientes que não são impedidos pela pré-medicação com midazolam (26). É a ansiedade antes do procedimento que está fortemente associada à agitação ao despertar (23). O delírio acordado, caracterizado por combatividade e perturbações de comportamento que requerem contenção física, é raro com a cetamina. Ocorre em 2% dos doentes (27). Devido ao risco de agitação, a cetamina está contra-indicada em doentes com antecedentes psiquiátricos ou perturbações emocionais (28).

- Hipertensão arterial

  A hipertensão transitória pode ocorrer com cetamina devido à libertação endógena de catecolaminas. Por conseguinte, deve ser evitado em doentes hipertensivos e com malformações do SNC, tais como aneurismas. O glaucoma e as feridas oculares são contra-indicações relativas (17).

Opiáceos

5.2.1.1. Fentanil

É um agonista da morfina sintética, 100 vezes mais potente do que a morfina, sem propriedades amnésicas ou ansiolíticas. A sua farmacocinética é altamente dependente da idade. A sua eliminação é diminuída e a sua meia-vida de eliminação é aumentada em bebés prematuros e a termo (294 min) em comparação com crianças (244 min) ou adolescentes (208 min) (16). Após administração i.v., a sua acção começa após 30 segundos para atingir um efeito máximo em 2-3 minutos com uma duração de acção de 30-40 minutos (4). A sua dosagem é de 1µg/kg i.v. lentamente a cada 2-3 minutos até se obter o efeito desejado sem exceder 5µg/kg (20). Nos sprays nasais, o fentanil a uma taxa de 1,5 µg/kg proporciona uma analgesia rápida com um início de acção de 5 minutos e uma duração de acção de 60 a 90 minutos (4).

a) Efeitos secundários

Depressão respiratória: isto é visto com todos os medicamentos de morfina e é dependente da dose. A sua incidência é maior quando usado em combinação com benzodiazepinas (29).

- *Rigidez torácica*: isto leva a uma incapacidade de ventilar o paciente com hipopneia e dessaturação. Observa-se no caso de doses elevadas e injecção rápida, doses raramente atingidas fora da sala de operações (30).
- Náuseas, vómitos, prurido e hipotensão: Ao contrário dos opiáceos libertadores de histamina (morfina, meperidina, hidromorfone), o fentanil e os seus derivados (sufentanil, alfentanil, remifentanil) não causam libertação de histamina e, portanto, têm uma baixa incidência de náuseas, vómitos e prurido generalizado. No entanto, o prurido nasal isolado é um efeito frequentemente observado (19).
- Efeitos hemodinâmicos: moderados em recém-nascidos e lactentes, com uma diminuição moderada e transitória da frequência cardíaca e da pressão arterial sistólica, enquanto que a resistência vascular sistémica e o índice cardíaco não se alteram.

5.2.2.2 Alfentanyl

Em contraste com o fentanil, o alfentanil tem um volume de distribuição muito menor. As consequências para o alfentanil são portanto: uma meia-vida de eliminação curta; nenhuma recirculação; acumulação de músculo muito inferior ao fentanil (31).

5.2.2.3. Remifentanil

Tem propriedades farmacodinâmicas semelhantes às de outras morfinas e difere principalmente nas suas propriedades farmacocinéticas. A sua potência é semelhante à do fentanil. O remifentanil é metabolizado por colinesterases não específicas e a sua farmacocinética não é alterada por retirada hepática ou renal. O volume de distribuição de remifentanil é aumentado em crianças com menos de dois anos de idade e depois diminui gradualmente para os valores dos jovens adultos por volta dos 17 anos de idade. O remifentanil tem uma maior folga, resultando numa meia-vida de eliminação constante em todas as idades, variando de 3,4 a 5,7 minutos. Esta rápida eliminação é responsável pela curta duração dos efeitos do remifentanil.

5.2.2.4. Antagonistas de opiáceos

A naloxona bloqueia todos os receptores de opióides. Não tem acção na ausência de um opiáceo. A sua acção antagónica é máxima em 2 minutos por via intravenosa, mas o seu efeito dura 45 minutos. A dose inicial para a depressão respiratória é de 0,01mg/kg titulada a cada 2 a 3 minutos. Em caso de paragem respiratória, é necessária uma dose de 10-100µg/kg até um máximo de 2mg. Devido à curta meia-vida e duração de acção do naloxano em comparação com a morfina (meia-vida 2-4 horas) e fentanil (meia-vida 1-2 horas), o efeito opiáceo pode reaparecer (32).

5.2.3. BENZODIAZEPINAS

As benzodiazepinas são sedativos, ansiolíticos, relaxantes musculares e amnésicos, sem propriedades analgésicas mas potenciando os seus efeitos, incluindo efeitos secundários (depressão respiratória, hipoxia) e podem causar reacções paradoxais (agitação) (4,33). As benzodiazepinas são drogas lipossolúveis e de baixo peso molecular, o que explica a sua rápida passagem através do cérebro (33).

5.2.3.1. Diazepam

As formas intravenosas são diluídas em propilenoglicol, o que é irritante para o endotélio venoso, causando dor na injecção e também trombose venosa(34).

5.2.3.2. Midazolam

Nas crianças, o volume de distribuição e eliminação de benzodiazepinas é maior do que nos adultos, resultando numa semi-vida de eliminação mais curta. A sua acção é curta após a administração i.v. e intranasal (45-60 minutos) e mais longa por administração oral (60 minutos). O aumento da eliminação de plasma (13 ml/min/kg), juntamente com um aumento do volume aparente de distribuição (2,4 L/kg), é responsável pela semi-vida de eliminação mais curta nas crianças do que nos adultos. São 1,24-1,72 horas em crianças, menos do que as dos adultos (1,7-4h) (4,16). Diluído em solução aquosa, o midazolam causa pouca irritação após injecção intravenosa ou intramuscular. É altamente solúvel em pH fisiológico, com menos de 5% da molécula a ser ionizada a pH 7,4, resultando num rápido início de acção. O efeito máximo é alcançado com midazolam após administração i.v. superior a 2-3min, intranasal (10-15 min) e variável oral (10-45 min).

a) Efeitos cardiovasculares

O midazolam causa uma depressão cardiovascular mínima e, portanto, pode ocorrer hipotensão arterial. Este efeito é diminuído se o midazolam for dado em titulação. O efeito ionótropo negativo do midazolam é insignificante no sujeito com função cardíaca normal (ASA1,ASA2) mas pronunciado num paciente com disfunção cardíaca subjacente (19).

b) Efeitos respiratórios

As benzodiazepinas induzem uma depressão respiratória central dose-dependente com uma diminuição do volume corrente e um aumento da frequência respiratória. Quando se dá midazolam com um opióide, ocorre hipoventilação com hipoxia em 92% dos casos e apneia em 50% dos casos (35). Estas paragens respiratórias foram relatadas durante sedação profunda sem suporte respiratório ou monitorização em doentes em risco e quando combinadas com outros medicamentos depressivos do sistema nervoso central (3).

c) Reacções paradoxais

Reacções tais como agitação, irritabilidade, agressão, confusão e distúrbios de comportamento foram relatadas com uma incidência de 1-15% em crianças (36,37). Os opiáceos combinados com midazolam previnem estas reacções em doentes que as tinham experimentado após o midazolam sozinho (4).

d) Overdose

Os sinais de sobredosagem são sedação profunda até ao coma, hipotonia muscular ou apneia. O tratamento é sintomático e envolve o antagonista competitivo das benzodiazepinas, o flumazenil (Anexate ®) (38). O Flumazenil tem um início de acção rápido (1-3min) e o seu efeito máximo é alcançado após 5-8min. A sua duração de acção mais curta (20-30 min) do que a das benzodiazepinas irá expor o risco de ressedação quando for administrada uma única dose de flumazenil.

5.2.4. DEXMEDETOMIDINA

A dexmedetomidina é um agonista alfa-2 altamente selectivo com uma relação de selectividade alfa-2/alfa-1 sete vezes superior à da clonidina, o agonista alfa-2 adrenérgico padrão de ouro (39). Proporciona sedação e analgesia sem ventilação deprimente. Após injecção intravenosa, a dexmedetomidina tem um início de acção de cerca de 15 minutos e uma meia-vida de eliminação de cerca de duas horas (40).

a) Efeito sobre o SNC

Os agonistas alfa-2 actuam sobre receptores alfa-2 adrenérgicos localizados nos corpos celulares ou dendritos dos neurónios noradrenérgicos (NA) no *locus coeruleus* (LC). Estes receptores alfa-2 adrenérgicos exercem um feedback negativo, inibindo a libertação de NA na fenda sináptica e aumentando a actividade do sistema inibitório GABA, resultando em analgesia e sedação (41).

b) Efeitos hemodinâmicos

Os efeitos hemodinâmicos da dexmedetomidina são a consequência da simpatização resultante do efeito agonista alfa-2 central. Em todas as doses, as concentrações de norepinefrina e adrenalina do plasma são significativamente reduzidas. Em doses baixas, observa-se uma diminuição do ritmo cardíaco e da pressão sanguínea (40).

c) Sedação com dexmedetomidina

Após a administração i.v. de dexmedetomidina, a duração da acção é relativamente curta (10 min) e a sua meia-vida de eliminação é de 1,5-3 horas. O seu efeito imita o sono fisiológico. Os seus efeitos secundários mínimos na função respiratória tornam-no um agente sedativo para procedimentos não dolorosos (EEG, TAC e RM) e é utilizado em combinação com cetamina e propofol para procedimentos dolorosos (cateterização cardíaca) (42). No entanto, aconselha-se cautela nas crianças com doenças cardíacas congénitas, pois deprime o nó sinusal e o nó atrioventricular, aumentando o risco de bradicardia (43). Também é utilizado para controlar a síndrome de abstinência de opiáceos em crianças em unidades de cuidados intensivos (UCI) (44,45). Para procedimentos não dolorosos (RM, EEG), a sedação de bebés e crianças entre 3 meses e 6 anos de idade com dexmedetomidina por bolus de 0,5-1µg/kg durante 5-10 minutos, seguida de uma infusão contínua de 0,5-1µg/Kg/hr mostrou efeitos secundários mínimos. O ritmo cardíaco, a tensão arterial e o ritmo respiratório diminuíram mas permaneceram dentro dos limites normais e o PetCO2 excedeu 50 mmHg em apenas 7 das 404 medições (46). Estudos iniciais tinham mostrado que com a dose padrão de dexmedetomidina, a qualidade da sedação não era óptima. Alguns profissionais aumentaram as doses, enquanto outros adicionaram outros produtos, tais como midazolam. No caso de sedação por RM, um bolus de 3μg/kg durante 10 minutos seguido de uma infusão de 2μg/kg/h minimizou a necessidade de doses adicionais de penthobarbital (2,4%). A tensão arterial foi mantida em todas as crianças com saturações > 95%. Contudo, em 30 de 747 crianças (4%), o ritmo cardíaco diminuiu abaixo dos 20 por cento para a idade, sem que fossem notados quaisquer efeitos deletérios (47). Outra abordagem foi um bolus de 1μg/kg durante 10 minutos seguido de uma infusão de 0,5μg/kg/min mais um bolus de midazolam de 0,1mg/kg. Com este regime, todas as MRIs foram realizadas. A tensão arterial foi mantida estável e o ritmo cardíaco mais baixo foi de 64 batimentos por minuto em 3 crianças. Em comparação com propofol dado a 300μg/kg/min durante 10 min, seguido de uma infusão a 250μg/kg/min, as respostas hemodinâmicas foram idênticas (48).

5.2.4.1. Etomidato

Uma maior depuração do plasma em crianças do que em adultos e uma semi-vida de eliminação mais curta são responsáveis pelo rápido despertar das crianças em comparação com os adultos (16). Há poucos estudos em crianças com menos de sete anos de idade, e este agente está contra-indicado em crianças com menos de dois anos de idade. A dose habitual de indução é de 0,3-0,4 mg/kg. Os efeitos hemodinâmicos muito moderados do etomidato tornam-no um bom agente de indução na criança hemodinamicamente instável. As principais limitações de utilização são a ocorrência de mioclonos, a dor na injecção e especialmente o efeito inibidor sobre a secreção adrenal. O etomidato tem sido utilizado para sedação e anestesia geral fora da sala de operações, tanto em crianças como em adultos (49). O etomidato foi comparado com o penthobarbital para sedação durante a TC em crianças. Os eventos adversos eram mais comuns com o penthobarbital (4,5%) do que com o etomidato (0,9%); apenas uma criança que recebeu etomidato experimentou apneia (50). A combinação etomidato-fentanil foi comparada com a ketamina-midazolam para a redução da fractura em crianças. O grupo etomidato/fentanil teve uma recuperação mais rápida mas foi menos eficaz na redução do stress dos doentes (51).

5.2.4.2. Thiopental

É um barbitúrico com um curto atraso e duração de acção após uma única injecção, mas com uma infusão contínua acarreta o risco de acumulação de tecido. Não tem qualquer efeito analgésico mas proporciona sedação, hipnose e amnésia. O seu pH alcalino é por vezes responsável por eritema local e tromboflebite. A utilização do tiopental na sedação para a TC mostrou uma baixa incidência de obstrução respiratória, dessaturação transitória e hipotensão (52,53). Thiopental tem uma duração de acção relativamente longa (1-2 horas) e uma recuperação muito lenta, exigindo uma monitorização prolongada (54). Os novos medicamentos anestésicos de curta duração e tempo de acção substituíram o tiopental em uso clínico. A sua utilização causa uma depressão cardiovascular acentuada no paciente hipovolémico ou em choque. Estas duas situações são contra-indicações formais à sua utilização (16).

5.2.4.3. Óxido nitroso (N2O)

Pode ser utilizado para procedimentos minimamente dolorosos que não excedam 30 minutos, para doentes com mais de quatro anos de idade, que sejam cooperativos, ASA1 ou 2 e estáveis. Quando utilizado sozinho, N2O não proporciona condições adequadas para a sedação e requer frequentemente a adição de anestesia local ou regional ou opiáceos parentéricos (4). Pode ser útil para a punção venosa em crianças ansiosas (19). As contra-indicações incluem pneumotórax, enfisema bullae, obstrução gastrointestinal, lesão da cabeça, perda de consciência, hipertensão intracraniana, traumatismo facial, problemas sinusais e do ouvido médio, insuficiência cardíaca e respiratória (16).

5.3. DOCUMENTAÇÃO DO PROCEDIMENTO ANESTÉSICO

O estado do doente antes, durante e após a anestesia deve ser registado numa folha de registo, sob a responsabilidade do anestesista. Deve ser normalizada a fim de normalizar a prática da sedação/anestesia no mesmo hospital e em cada local onde é realizada. Inclui :

- Identificação do paciente, procedimento, cumprimento de jejum, revisão de problemas médicos, reavaliação da criança e das vias aéreas, classificação da ASA e verificação do consentimento.
- Documentação do nível de sedação, estado respiratório, oxigenação, estado hemodinâmico antes do início do procedimento, a intervalos regulares durante o procedimento, após a administração de agentes anestésicos, no momento da recuperação e antes da descarga. (Quadro 1).

Quadro 1: Documentação recomendada

Monitorização	Oxímetro de pulso contínuo Ritmo cardíaco contínuo Taxa de respiração a cada 5 minutos Nível de consciencialização de 5 em 5 minutos
Documentação	Spo2 a cada 5 minutos Ritmo cardíaco de 5 em 5 minutos Taxa de respiração a cada 5 minutos Nível de consciencialização de 5 em 5 minutos

5.4. O DESPERTO

A criança que recebeu sedação/anestesia deve ser monitorizada após o procedimento por pessoal treinado numa sala de monitorização até a criança regressar ao seu estado inicial sem o risco de depressão cardiorrespiratória, uma vez que foram descritos efeitos secundários graves (hipoxia, estridor, hipotensão) mesmo durante o período de recuperação (55). Para este fim, foram desenvolvidas escalas para avaliar a qualidade dos critérios de recuperação e descarga com o objectivo não só de avaliar estes critérios mas também de prevenir os efeitos secundários respiratórios e cardíacos que podem ocorrer após uma descarga prematura (56).

5.4.1. Pontuação de Adlret

Esta pontuação foi introduzida em 1970, validada em adultos, e tornou-se a pontuação padrão de descarga utilizada na UCI após cirurgia, tanto em adultos como em crianças (57).

É constituída por cinco domínios: actividade, respiração, circulação, consciência e coloração. É atribuída uma pontuação de 0, 1, 2 a cada item com uma pontuação máxima de 10 (Quadro 2). Após a introdução de Spo2, a pontuação foi modificada acrescentando Spo2 em vez de coloração (58).

Uma pontuação de 9 ou 10 define a permissão para sair

Quadro 2: Pontuação modificada de Aldret

Item	Resposta	Pontos
Respiração	Pode respirar profundamente e tossir	2
	Dispneia	1
	Apneia	0
Actividade	Movimentar os 4 membros	2
	Movimentar ambos os membros	1
	Ainda	0
Nível de sensibilização	Acordei	2
	Acorda a pedido	1
	Não responde a encomendas	0
Saturação de O2	Capaz de manter spo2 >92%. Ao ar livre	2
	O2 necessário para manter spo2 >90%.	1
	SPO2<90% mesmo com O2	0
Tráfego	PAS±20% dos valores pré-anestésicos	2
	PAS±20-50% dos valores pré-anestésicos	1
	PAS±50% dos valores pré-anestésicos	0

5.4.2. MMWT (Modified Maintenance of Wakefulness Test)

Este teste ajuda a determinar a descarga de sedação da criança através da observação visual que mede o tempo que o paciente está acordado antes de adormecer. A criança deve permanecer acordada durante pelo menos 20 minutos num ambiente silencioso, isto assegurará que mais de 90% das crianças regressaram verdadeiramente ao estado basal conforme avaliado por um BIS®> 90 em comparação com 55% das crianças avaliadas de acordo com os critérios habituais de descarga (59).

Steward, citando as dificuldades encontradas na avaliação da coloração do paciente (SPO2 não estava disponível durante este período) e a relação por vezes incompatível entre a pressão arterial ao despertar e a da anestesia, propôs uma pontuação simplificada (apêndice IV) (60). Esta escala não foi validada apesar da sua utilização em alguns estudos pediátricos.

Critérios de saída

- Estabilidade dos sinais vitais ;
- Sem problemas respiratórios;
- Estado basal Spo2 ;
- Recuperação das funções basais: a criança senta-se ou levanta-se, dependendo da idade, com uma assistência mínima;
- Hidratação normal, sem náuseas ou vómitos significativos;
- Pontuação de Aldret $\geq$ 9 para a saída;
- Paciente desperto, atento ou facilmente desperto.
- - Os bebés e aqueles com desenvolvimento psicomotor retardado devem recuperar o nível de capacidade de resposta visto antes da anestesia.

  O tempo exacto de descarga varia de acordo com a natureza do doente (idade, índice de massa corporal), os agentes anestésicos administrados e as co-morbilidades associadas (anemia, apneia, patologia respiratória crónica e neurológica).

Uma vez que o risco de apneia é significativo após sedação/anestesia em bebés a termo e prematuros (NRS), é necessária uma observação prolongada antes da alta (61).

O período mínimo de observação é :

- Em termo ou pré-termo RSN com idade pós-concepcional (termo + semanas de vida ectópica) (PCA) < 45 semanas - 12 horas
- NRS a termo com APC entre 46-60 semanas com comorbidade associada - 12 horas
- NRS pré-termo sem patologia associada com APC entre 46-60 semanas-6 horas (12 se administrado um opiáceo ou outro depressor respiratório).

Uma criança que desenvolve apneia durante a observação requer uma monitorização prolongada até não haver apneia durante pelo menos 12 horas. A administração de cafeína nestes casos é apropriada.

Referências Bibliográficas

Kain ZN, Mayes LC, Caramico LA, Silver D, Spieker M, Nygren MM, et al. Presença dos pais durante a indução da anestesia. Um ensaio controlado aleatório. Anestesiologia. 1996;84(5):1060-7. Epub 1996/05/01.

2 Chundamala J, Wright JG, Kemp SM. Uma revisão baseada em provas da presença dos pais durante a indução anestésica e ansiedade dos pais/filhos. Can J Anaesth. 2009;56(1):57-70. Epub 2009/02/28.

Cote CJ, Karl HW, Notterman DA, Weinberg JA, McCloskey C. Eventos adversos de sedação em pediatria: análise de medicamentos utilizados para sedação. Pediatrics. 2000;106(4):633-44. Epub 2000/10/04.

Krauss CSaB. Implicações clínicas da farmacocinética e farmacodinâmica dos agentes de sedação processual em crianças. Curr Opinião Pediatra. 2012;24:225-32.

5. Green SM, Krauss B. Propofol em medicina de emergência: empurrando a fronteira da sedação. Ann Emerg Med. 2003;42(6):792-7. Epub 2003/11/25.

6 Vardi A, Salem Y, Padeh S, Paret G, Barzilay Z. O propofol é seguro para sedação processual em crianças? Uma avaliação prospectiva do propofol versus cetamina nos cuidados críticos pediátricos. Crit Care Med. 2002;30(6):1231-6. Epub 2002/06/20.

Godambe SA, Elliot V, Matheny D, Pershad J. Comparação do propofol/fentanil versus cetamina/midazolam para uma breve sedação ortopédica processual num departamento de emergência pediátrica. Pediatria. 2003;112(1 Pt 1):116-23. Epub 2003/07/03.

Powers KS, Nazarian EB, Tapyrik SA, Kohli SM, Yin H, van der Jagt EW, et al. Bispectral index as a guide for titration of propofol during procedural sedation among children. Pediatrics. 2005;115(6):1666-74. Epub 2005/06/03.

9. Short SM, Aun CS. Efeitos hemodinâmicos do propofol nas crianças. Anestesia. 1991;46(9):783-5. Epub 1991/09/01.

10 Aun CS, Sung RY, O'Meara ME, Short TG, Oh TE. Efeitos cardiovasculares da indução i.v. em crianças: comparação entre propofol e thiopentone. Br J Anaesth. 1993;70(6):647-53. Epub 1993/06/01.

11 Picard P, Tramer MR. Prevenção da dor por injecção com propofol: uma revisão sistemática quantitativa. Anesth Analg. 2000;90(4):963-9. Epub 2000/03/29.

12 Jalota L, Kalira V, George E, Shi YY, Hornuss C, Radke O, et al. Prevenção da dor por injecção de propofol: revisão sistemática e meta-análise. BMJ. 2011;342:d1110. Epub 2011/03/17.

13 Fudickar A, Bein B, Tonner PH. Síndrome de infusão de propofol em anestesia e medicina intensiva. Curr Opiniao Anaesthesiol. 2006;19(4):404-10. Epub 2006/07/11.

14. Haase R, Sauer H, Eichler G. Acidose láctica após infusão de propofol a curto prazo pode ser um aviso precoce de síndrome de infusão de propofol. J Neurosurg Anesthesiol. 2005;17(2):122-3. Epub 2005/04/21.

15. Koch M, De Backer D, Vincent JL. Acidose láctica: um marcador precoce da síndrome da infusão de propofol? Intensive Care Med. 2004;30(3):522. Epub 2003/12/20.

16. Orliaguet G. [Sedação e analgesia em estrutura de emergência. Pediatria: Que sedação e analgesia para doentes pediátricos? Farmacologia]. Ann Fr Anesth Reanim. 2012;31(4):359-68. Epub 2012/03/27. Sedação e analgesia nos cuidados de emergência. Pediatria: que sedação e analgesia nas crianças? Farmacologia.

17. G.Mion. Cetamina. CEM Anestesia e Cuidados Intensivos: Elsevier Masson; 2012. p. 1-12.

18. David H, Shipp J. Um ensaio controlado aleatório de cetamina/propofol versus propofol apenas para sedação processual do departamento de emergência. Ann Emerg Med. 2011;57(5):435-41. Epub 2011/01/25.

19 Krauss B, Green SM. Sedação processual e analgesia em crianças. Lanceta. 2006;367(9512):766-80. Epub 2006/03/07.

20. kaplan RF CJ, yaster M,Cote C. sedação para procedimentos diagnósticos e terapêuticos fora do bloco operatório. In: Philadelphia, editor. Uma prática de anestesia para lactentes e crianças: Saunders Elseveir; 2013. p. 993-1013.

21 .Green SM, Roback MG, Krauss B, Brown L, McGlone RG, Agrawal D, et al. Preditores de eventos adversos das vias aéreas e respiratórias com sedação de cetamina no departamento de emergência: uma meta-análise de dados individual-paciente de 8.282 crianças. Ann Emerg Med. 2009;54(2):158-68 e1-4. Epub 2009/02/10.

22. Brown L, Christian-Kopp S, Sherwin TS, Khan A, Barcega B, Dinamarca TK, et al. A atropina adjuntiva é desnecessária durante a sedação de cetamina em crianças. Acad Emerg Emerg Med. 2008;15(4):314-8. Epub 2008/03/29.

23. Green SM, Roback MG, Krauss B, Brown L, McGlone RG, Agrawal D, et al. Preditores de emese e agitação de recuperação com sedação de cetamina do departamento de emergência: uma meta-análise de dados individual-paciente de 8.282 crianças. Ann Emerg Med. 2009;54(2):171-80 e1-4. Epub 2009/06/09.

24. Roback MG, Wathen JE, MacKenzie T, Bajaj L. Um ensaio aleatório e controlado de i.v. versus i.m. ketamina para sedação de pacientes pediátricos que recebem procedimentos ortopédicos de emergência do departamento de ortopedia. Ann Emerg Med. 2006;48(5):605-12. Epub 2006/10/21.

25. Langston WT, Wathen JE, Roback MG, Bajaj L. Efeito do ondansetron na incidência de vómitos associados à sedação de cetamina em crianças: um ensaio duplo-cego, aleatório, controlado por placebo. Ann Emerg Med. 2008;52(1):30-4. Epub 2008/03/21.

26. Sherwin TS, Green SM, Khan A, Chapman DS, Dannenberg B. O midazolam adjuntivo reduz a agitação de recuperação após sedação com cetamina para procedimentos pediátricos? Um ensaio aleatório, duplo-cego, controlado por placebo. Ann Emerg Med. 2000;35(3):229-38. Epub 2000/02/26.

27. Treston G, Bell A, Cardwell R, Fincher G, Chand D, Cashion G. Qual é a natureza do fenómeno de emergência quando se utiliza cetamina intravenosa ou

intramuscular para sedação processual pediátrica? Emergente Med Australas. 2009;21(4):315-22. Epub 2009/08/18.

28 Green SM, Johnson NE. Sedação com cetamina para procedimentos pediátricos: Parte 2, Revisão e implicações. Ann Emerg Med. 1990;19(9):1033-46. Epub 1990/09/01.

29 Roback MG, Wathen JE, Bajaj L, Bothner JP. Eventos adversos associados à sedação e analgesia processual num departamento de emergência pediátrica: uma comparação de medicamentos parentéricos comuns. Acad Emerg Med. 2005;12(6):508-13. Epub 2005/06/03.

Fahnenstich H, Steffan J, Kau N, Bartmann P. Fentanyl-induziu rigidez da parede torácica e laringoespasmo em bebés pré-termo e a termo. Crit Care Med. 2000;28(3):836-9. Epub 2001/02/07.

31 .V. Guellec GO. Anestesia em bebés e crianças. Em: Masson E, editor. EMC2011. p. 1-29.

Barsan WG, Seger D, Danzl DF, Ling LJ, Bartlett R, Buncher R, et al. Duração dos efeitos antagónicos do nalmefeno e da naloxona na sedação induzida por opiáceos para procedimentos do departamento de emergência. Am J Emerg Med. 1989;7(2):155-61. Epub 1989/03/01.

33. M. Boussofara MR-A. Farmacologia das benzodiazepinas utilizadas na anestesia. Em: EMC, editor. Anestesia-Resuscitação 2009.

34 Peter J. Davis AB. Farmacologia da Anestesia Pediátrica. Em: 2011, editor. Smith's Anesthesia para Lactentes e Crianças, 8ª Edição2011. p. 179-261.

35 Bailey PL, Pace NL, Ashburn MA, Moll JW, East KA, Stanley TH. Hipoxemia e apneia frequentes após sedação com midazolam e fentanil. Anestesiologia. 1990;73(5):826-30. Epub 1990/11/01.

36. Golparvar M, Saghaei M, Sajedi P, Razavi SS. Reacção paradoxal após pré-medicação intravenosa de midazolam em doentes pediátricos - um ensaio aleatório controlado por placebo de cetamina para uma rápida tranquilização. Pediatra Anaesth. 2004;14(11):924-30. Epub 2004/10/27.

37 Massanari M, Novitsky J, Reinstein LJ. Reacções paradoxais em crianças associadas à utilização de midazolam durante a endoscopia. Clin Pediatr (Phila). 1997;36(12):681-4. Epub 1998/01/07.

38. M.Boussoufara;M.Raucoules-Aimé. Farmacologia das benzodiazepinas utilizadas na anestesia e nos cuidados intensivos. Em: Masson, editor. EMC Anesthesie-réanimation2009. p. 1-7.

39 Panzer O, Moitra V, Sladen RN. Farmacologia dos agentes sedativos-analgésicos: dexmedetomidina, remifentanil, cetamina, anestésicos voláteis, e o papel dos antagonistas de mu periféricos. Crit Care Clin. 2009;25(3):451-69, vii. Epub 2009/07/07.

40 .Pichot C, Longrois D, Ghignone M, Quintin L. [Dexmedetomidina e clonidina: uma revisão da sua farmacodinamia para definir o seu papel para sedação em pacientes de cuidados intensivos]. Ann Fr Anesth Reanim. 2012;31(11):876-96. Epub 2012/10/24. Dexmedetomidina e clonidina: uma revisão das suas propriedades farmacodinâmicas para definir o seu papel na sedação de doentes em cuidados intensivos.

41 Hall JE, Uhrich TD, Barney JA, Arain SR, Ebert TJ. Propriedades sedativas, amnésticas e analgésicas de infusões de pequenas doses de dexmedetomidina. Anesth Analg. 2000;90(3):699-705. Epub 2000/03/07.

42. Koruk S, Mizrak A, Kaya Ugur B, Ilhan O, Baspinar O, Oner U. Combinações de propofol/dexmedetomidina e propofol/cetamina para anestesia em pacientes pediátricos submetidos ao fechamento de defeito do septo atrial transcatéter: um estudo prospectivo aleatório. Clin Ther. 2010;32(4):701-9. Epub 2010/05/04.

43. Hammer GB. Con: a dexmedetomidina não deve ser utilizada para bebés e crianças durante a cirurgia cardíaca. J Cardiothorac Vasc Anesth. 2008;22(1):152-4. Epub 2008/02/06.

Finkel JC, Elrefai A. O uso de dexmedetomidina para facilitar a desintoxicação de opiáceos e benzodiazepinas numa criança. Anesth Analg. 2004;98(6):1658-9, índice. Epub 2004/05/25.

45 Tobias JD. Dexmedetomidina para tratar a retirada de opiáceos em bebés após sedação prolongada na UCI pediátrica. J Opioid Manag. 2006;2(4):201-5. Epub 2007/02/27.

46 Berkenbosch JW, Wankum PC, Tobias JD. Avaliação prospectiva da dexmedetomidina para sedação processual não-invasiva em crianças. Pediatr Criteria Care Med. 2005;6(4):435-9; quiz 40. Epub 2005/06/29.

Mason KP, Zurakowski D, Zgleszewski SE, Robson CD, Carrier M, Hickey PR, et al. Alta dose de dexmedetomidina como único sedativo para a ressonância magnética pediátrica. Pediatra Anaesth. 2008;18(5):403-11. Epub 2008/03/28.

48. Heard C, Burrows F, Johnson K, Joshi P, Houck J, Lerman J. Uma comparação de dexmedetomidina-midazolam com propofol para manutenção da anestesia em crianças submetidas a ressonância magnética. Anesth Analg. 2008;107(6):1832-9. Epub 2008/11/21.

49 Dickinson R, Singer AJ, Carrion W. Etomidate para sedação pediátrica antes da redução da fractura. Acad Emerg Emerg Med. 2001;8(1):74-7. Epub 2001/01/03.

Baxter AL, Mallory MD, Spandorfer PR, Sharma S, Freilich SH, Cravero J. Etomidate versus pentobarbital para sedações tomográficas computorizadas: relatório do Pediatric Sedation Research Consortium. Pediatria Emergente Care. 2007;23(10):690-5. Epub 2007/12/20.

Lee-Jayaram JJ, Green A, Siembieda J, Gracely EJ, Mull CC, Quintana E, et al. Ketamine/midazolam versus etomidate/fentanyl: sedação processual para reduções ortopédicas pediátricas. Pediatria Emergente Care. 2010;26(6):408-12. Epub 2010/05/27.

52 Strain JD, Harvey LA, Foley LC, Campbell JB. Pentobarbital sódico administrado por via intravenosa para sedação em TC pediátrica. Radiologia. 1986;161(1):105-8. Epub 1986/10/01.

Moro-Sutherland DM, Algren JT, Louis PT, Kozinetz CA, Shook JE. Comparação de midazolam intravenoso com pentobarbital para sedação para tomografia computorizada da cabeça. Acad Emerg Med. 2000;7(12):1370-5. Epub 2000/12/02.

54 Cook BA, Bass JW, Nomizu S, Alexander ME. Sedação de crianças para procedimentos técnicos: padrão actual de prática. Clin Pediatr (Phila). 1992;31(3):137-42. Epub 1992/03/01.

55 Newman DH, Azer MM, Pitetti RD, Singh S. Quando é que um paciente pode ter alta após sedação processual? O calendário dos acontecimentos com efeitos adversos em 1367 sedações processuais pediátricas. Ann Emerg Med. 2003;42(5):627-35. Epub 2003/10/29.

56 Cote CJ, Notterman DA, Karl HW, Weinberg JA, McCloskey C. Eventos adversos de sedação em pediatria: uma análise de incidentes críticos de factores contribuintes. Pediatria. 2000;105(4 Pt 1):805-14. Epub 2000/04/01.

57 Aldrete JA, Kroulik D. Uma pontuação de recuperação pós-anestésica. Anesth Analg. 1970;49(6):924-34. Epub 1970/11/01.

58. Aldrete JA. A pontuação de recuperação pós-anestésica foi revisitada. J Clin Anesth. 1995;7(1):89-91. Epub 1995/02/01.

59 Malviya S, Voepel-Lewis T, Ludomirsky A, Marshall J, Tait AR. Podemos melhorar a avaliação da prontidão da descarga: Um estudo comparativo de medidas observacionais e objectivas de profundidade de sedação em crianças. Anesthesiology. 2004;100(2):218-24. Epub 2004/01/24.

60 Steward DJ. Um sistema de pontuação simplificado para a sala de recuperação pós-operatória. Can Anaesth Soc J. 1975;22(1):111-3. Epub 1975/01/01.

61 Walther-Larsen S, Rasmussen LS. O antigo bebé pré-termo e risco de apneia pós-operatória: recomendações para a gestão. Acta Anaesthesiol Scand. 2006;50(7):888-93. Epub 2006/08/02.

6. EFEITOS ADVERSOS DA ANESTESIA FORA DA SALA DE OPERAÇÕES

O objectivo das recomendações implementadas é minimizar os riscos de anestesia(1), no entanto, algumas crianças podem perder os seus reflexos de protecção das vias aéreas durante um período de tempo e podem desenvolver depressão respiratória e hipoxia com risco de vida (2). Foram relatados efeitos secundários graves (paragem cardíaca, apneia, laringoespasmo, inalação pulmonar) relacionados com sedação/AG em crianças em diferentes especialidades e locais (3,4). Os riscos da anestesia diferem consoante o agente utilizado e a sua via de administração, o tipo de procedimento e se o procedimento é doloroso ou não. As definições e publicações dos efeitos secundários da AG fora da sala variaram de acordo com as práticas e experiências daqueles que a realizam. A descrição dos efeitos secundários para avaliar a segurança da AHB em crianças provém de estudos monocêntricos. Como resultado, as recomendações não se baseiam em provas mas sim em dados incompletos e consensos (5). Além disso, as diferentes especialidades desenvolveram as suas próprias recomendações (1,6,7). A melhoria mais importante na segurança dos pacientes é no campo da AG no bloco operatório onde a mortalidade foi reduzida de 1/20000 em 1950 para 1/200000 (8). Isto deveu-se a uma melhor monitorização e ressuscitação precoce dos acontecimentos adversos (9). Esta estratégia para melhorar a segurança dos pacientes envolve a análise crítica dos acontecimentos adversos. Num estudo retrospectivo de avaliação das práticas de sedação durante um período de 27 anos, Coté et al publicaram uma análise crítica dos incidentes ocorridos fora da sala de operações (10). Os factores identificados como estando associados às consequências mais graves (danos neurológicos permanentes, morte) foram

- Controlo inadequado ;
- Avaliação pré-anestésica inadequada;
- Falta de observadores independentes ;
- Erros de medicação ;

- Uma chamada de despertar inadequada;
- Overdose e combinação de várias drogas;
- Pessoal não qualificado ;
- A incapacidade de ajudar com efeitos secundários menos graves que se tinham transformado em consequências dramáticas.

Para tornar a prática de sedação/anestesia fora do bloco operatório o mais segura possível, cada instituição deve desenvolver protocolos baseados na avaliação pré-anestésica, protocolo de sedação-analgesia, monitorização durante o procedimento, critérios de recuperação e descarga, formação de pessoal, avaliação de eventos adversos e pessoal treinado em suporte básico e avançado de vida. A implementação destas recomendações num hospital pediátrico resultou numa redução da incidência de acontecimentos adversos em 11-5% ($p<0,001$) durante um período de 3 anos (11).

6.1. DEFINIÇÕES DE EFEITOS SECUNDÁRIOS

Para abordar a disparidade dos efeitos secundários, um grupo de médicos e anestesistas pediátricos canadianos de consenso desenvolveu definições recomendadas de efeitos secundários baseadas na intervenção. Esta abordagem das definições requer critérios clínicos (por exemplo, dessaturação) e uma ou mais intervenções (estimulação táctil e administração de oxigénio) necessárias para tratar o efeito secundário (12). Estas definições são aplicadas a todas as formas de sedação realizadas e ao controlo dos efeitos secundários (13). Um resumo dos efeitos secundários relatados de acordo com as directrizes canadianas e as intervenções realizadas em consequência são mostradas na Tabela (1).

Quadro 1: Reacções adversas de acordo com as directrizes canadianas

Efeitos secundários	Intervenção realizada
Dessaturação de oxigénio	*Estimulação táctil vigorosa* *Reposicionamento das vias aéreas* *Sucção* *Colocação de uma cânula oral ou nasal*
Apneia: central vs. obstrutiva (parcial vs. completo)	*Administração de antídoto* *Administração ou aumento do fluxo de oxigénio* *Aplicação de pressão positiva ± ventilação por máscara* *Intubação traqueal*
Inalação pulmonar	*Prolonga a observação ou admissão no hospital*
Vómito	*Antiemético*
Evento Cardiovascular	*Massagem cardíaca*
Bradicardia	*Administração de medicamentos*
Hipotensão	*Enchimentos vasculares*
Movimentos de excitação	*Procedimento adiado, interrompido ou não concluído*
Resposta paradoxal à sedação	*Administração de antídoto*
	Administração de medicamentos sedativos
Reacção desagradável ao acordar	*Descarga atrasada, um trabalhador dedicado à guarda de crianças*
Complicações permanentes	*Danos neurológicos ou morte*

Recentemente, a International Sedation Task Force (ISTF) da Sociedade Mundial de Anestesia Intravenosa (SIVA mundial), composta por 26 peritos de várias especialidades, adultos e crianças, de 11 países, estabeleceu um documento para normalizar a descrição dos efeitos secundários de forma objectiva e reprodutível, aplicável a todas as especialidades (adultos e crianças) e em todos os locais, que pode ser encontrado no sítio web (www.AE Sedation Reporting.com ou www.internationalSedationtaskForce.com) (14)
Definiram uma reacção adversa como uma resposta imprevisível e indesejável a agentes anestésicos associados a uma intervenção terapêutica para facilitar a sedação-analgesia que ameaça ou arrisca a lesão infantil.

O documento TASK Force caracteriza cada acontecimento adverso em três categorias: descrição, intervenção e consequência. É um processo de 5 etapas que requer a identificação e descrição do acontecimento adverso, da intervenção realizada, das consequências e da gravidade global do acontecimento adverso (Quadro 1). A cada categoria é então atribuída a gravidade ou importância clínica do acontecimento adverso como maior, moderado, menor e mínimo.

- ***Efeitos secundários importantes*:** são os mais graves dos efeitos e são suficientemente graves para apresentar um risco iminente de danos importantes para os doentes. Uma vez reconhecidos, requerem uma intervenção de ressuscitação imediata.

- ***Efeitos secundários moderados*:** suficientemente graves para ameaçar o doente se não forem tratados rapidamente.

- ***Efeitos secundários menores*: são** efeitos que são encontrados periodicamente e representam um baixo risco para os pacientes.

- ***Efeitos secundários mínimos*:** por si só, não constitui uma ameaça para os pacientes

Quadro 2: Descrição dos efeitos adversos da sedação com SIVA

Passo 1: Existe algum efeito secundário associado à sedação?

O Não, este formulário está completo	**O** Sim, preencha o formulário abaixo

Passo 2: Por favor, descreva o(s) efeito(s) secundário(s).

Descrição risco mínimo	*Descrição risco menor*	*Descrição do maior risco*
O Vómito/nausea O Depressão respiratória infra-clínicaa O rigidez muscular, myoclonus O Hipersalivação O Resposta paradoxalb O Agitação ao acordar upc O Sedativos prolongados	**O** Desaturação de O2 (75-90%) < 60S **O** Apneia, não prolongada **O** Obstrução das vias aéreas **O** Falha de sedação **O** Reacção alérgica sem anafilaxia **O** Bradycardief **O** Taquicardia **O** Hipotensãof **O** Hypertensionf **O** convulsão	**O** Dessaturação grave de O2, (<75% em qualquer altura) ou prolongada (<90% e >60s) **O** Apneia prolongada > 60s **O** Colapso cardiovascular/ shockg **O** Paragem cardíaca/ sem pulso

Passo 3: Assinale todas as intervenções realizadas para tratar os efeitos secundários

Risco mínimo	***Risco menor***	***Risco moderado***	***Grande intervenção***
O Nenhuma intervenção realizada O Administração de um Suplemento de Sedação O Antiemético **O** Anti-histamínico	**O** subluxação das vias aéreas **O** Estimulação táctil **O** administração O2, ou aumentar o seu fluxo **O** Antisialologista	**O** Ventilação assistida por máscara **O** Cânula oral/nasal O Máscara laríngea **O** CPAP Ou administração de um : **O** Antagonista **O** Recheio VX **O** Anticonvulsivo	**O** Compressões torácica **O** Entubação traqueal ou administração de um curare **O** Vasopressor/adrenalina **O** Atropina para bradicardia

Etapa 4: VPS anotar as consequências

Risco mínimo	*Risco moderado*	*Grande risco*
O Sem consequências	O Hospitalização **não programada** **O** Transferência ou cuidados prolongados na UCI	**O** Morte **O** Défice neurológico permanente **O** Síndrome da inalaçãoh

Passo 5: Determinar a gravidade dos efeitos secundários

O Se houver opções assinaladas na coluna sentinela, este é um efeito secundário importante [i]

O Se a opção mais importante assinalada acima for o risco moderado, então o efeito secundário é considerado moderado j

O se a opção mais importante verificada acima for de risco menor, então o efeito colateral é dito como sendo menor k

O Se a opção mais importante listada acima for o risco mínimo, diz-se que o efeito secundário é ***mínimo***

a) Depressão respiratória subclínica: anomalias capnográficas não manifestadas clinicamente

b) Resposta paradoxal: agitação em resposta à sedação

c) Agitação do despertar: reacção anormal ao acordar (gritos, agitação, delírios, alucinações, pesadelos).

d) Despertar prolongado: não despertar dentro de 2 horas.

e) Falta de sedação: incapacidade de alcançar condições óptimas para a realização do procedimento.

f) Prevalência de sinais vitais: (bradicardia, taquicardia, hipertensão, hipotensão) alteração >20% / estado basal.

g) Colapso/choque cardiovascular: perfusão clínica inadequada.

h) Inalação pulmonar: evidência ou suspeita de inalação de fluido gástrico para as vias respiratórias associada ao aparecimento ou agravamento dos sinais respiratórios.

i) Principais efeitos secundários: são sinais que representam um risco real ou grave iminente de grandes danos para o paciente. Uma vez reconhecidos, requerem uma gestão imediata e agressiva.

j) Efeitos secundários moderados: se não forem graves, são suficientemente graves para comprometer o estado do paciente se não forem geridos prontamente.

k) Efeitos secundários menores: estes são encontrados periodicamente na maioria das unidades de sedação e apresentam pouco risco para o doente.

l) Efeitos secundários mínimos: só que não representam qualquer perigo ou dano para o paciente.

Estas definições padronizadas são necessárias para criar uma base de dados para examinar cuidadosamente e com precisão a multiplicidade de factores que podem contribuir para eventos adversos, a fim de desenvolver recomendações uniformes sobre a segurança da sedação/anestesia fora da sala de operações, com base em provas e estudos de grande coorte.

6.2. DISPARIDADE DOS EFEITOS SECUNDÁRIOS RELATADOS

Foi relatada uma grande variabilidade na descrição da incidência global de efeitos secundários que varia entre 2 a 26%, bem como a incidência de dessaturação (0,8% vs. 8,6 vs. 13,9) e vómitos (7,2 vs. 1,1 vs. 0,3%). Isto deve-se em parte ao diferente uso de drogas anestésicas e às suas vias de administração (15) (3,16). A diferente via de administração (intravenosa vs. intramuscular) para a cetamina, a incidência de vómitos varia de 3,8 a 18,7% (3,16-18). Para o propofol, as disparidades para a dessaturação variam de 0-30% e para a apneia que requer ventilação por pressão positiva de 0-2,5%. Esta disparidade deve-se a diferenças nos profissionais (anestesistas, reanimadores pediátricos, médicos de urgência), localização (departamento de urgência, radiologia), tipo de procedimento (doloroso ou não) e co-administração de analgésicos (19-21). Nos departamentos de emergência pediátrica, a incidência de efeitos secundários relacionados com o propofol varia entre um mínimo de 3,5% (22) e um máximo de 33% (23). A combinação de propofol e pentanil teve uma taxa de complicação de 84% dos pacientes (24). Dada esta grande variabilidade nas descrições dos efeitos secundários, é difícil tirar conclusões definitivas sobre a segurança e eficácia da sedação.

A inalação pulmonar é uma complicação raramente descrita da sedação/anestesia fora da sala de operações (25,26). Na avaliação do doente antes da anestesia, o jejum é essencial para minimizar o risco de inalação pulmonar (27). A inalação pulmonar foi descrita mesmo nos casos em que as regras de jejum foram respeitadas, tais como nas unidades de radiologia e na broncoscopia (28,29); em emergências pediátricas em que as regras de jejum não são respeitadas, a inalação pulmonar não foi descrita.

Esta variabilidade na descrição da incidência de efeitos secundários deve-se em parte a diferenças nas definições de efeitos secundários. Por exemplo, um anestesista considera a respiração ruidosa com dessaturação de 87% (corrigida por elevação maxilar) como inerente ao propofol e não relata este efeito secundário, enquanto um médico de emergência descreve o mesmo evento e relata como obstrução parcial das vias aéreas com dessaturação. Como outro exemplo, se a dessaturação for definida como Spo2<90% no ar da sala durante mais de 30 segundos, uma criança que desature de 100% a 90% durante o procedimento e responda às manobras das vias aéreas e à administração de oxigénio não é descrita como um efeito secundário.

A diferença na descrição relatada dos efeitos secundários e a incapacidade de os agregar em recomendações baseadas em provas deve-se à falta de definições padrão (3,16,23,30,31). Para facilitar a comparação entre estudos e agregação de dados relativos à sedação/anestesia, foram desenvolvidas e normalizadas definições de efeitos secundários e a sua gestão.

REFERÊNCIAS BIBLIOGRÁFICAS

Cote CJ, Wilson S. Directrizes para a monitorização e gestão de pacientes pediátricos durante e após a sedação para procedimentos diagnósticos e terapêuticos: uma actualização. Pediatrics. 2006;118(6):2587-602. Epub 2006/12/05.

Cote CJ, Notterman DA, Karl HW, Weinberg JA, McCloskey C. Eventos adversos de sedação em pediatria: uma análise de incidentes críticos de factores contribuintes. Pediatria. 2000;105(4 Pt 1):805-14. Epub 2000/04/01.

Roback MG, Wathen JE, Bajaj L, Bothner JP. Eventos adversos associados a sedação e analgesia processual num departamento de emergência pediátrica: uma comparação de medicamentos parentéricos comuns. Acad Emerg Med. 2005;12(6):508-13. Epub 2005/06/03.

Shavit I, Steiner IP, Idelman S, Mosleh M, Hadash A, Biniamini L, et al. Comparação de eventos adversos durante a sedação processual entre residentes pediátricos especialmente treinados e médicos de emergência pediátrica em Israel. Acad Emerg Emerg Med. 2008;15(7):617-22. Epub 2008/12/17.

5 Mineiro JR, Krauss B. Sedação processual e pesquisa de analgesia: estado da arte. Acad Emerg Med. 2007;14(2):170-8. Epub 2007/02/03.

6 Mace SE, Barata IA, Cravero JP, Dalsey WC, Godwin SA, Kennedy RM, et al. Clinical policy: evidence-based approach to pharmacologic agents used in pediatric sedation and analgesia in the emergency department. Ann Emerg Med. 2004;44(4):342-77. Epub 2004/10/02.

7. directrizes práticas para sedação e analgesia por não analgésicos. Anesthesiology. 2002;96(4):1004-17. Epub 2002/04/20.

8. Lee LA, Domino KB. O Projecto de Reclamações Fechadas. Influenciou a prática e o resultado anestésico? Anesthesiol Clin North America. 2002;20(3):485-501. Epub 2002/09/27.

Bhananker SM, Posner KL, Cheney FW, Caplan RA, Lee LA, Domino KB. Lesões e responsabilidades associadas aos cuidados anestésicos monitorizados: uma análise de reclamações fechadas. Anesthesiology. 2006;104(2):228-34. Epub 2006/01/27.

Cote CJ, Karl HW, Notterman DA, Weinberg JA, McCloskey C. Eventos adversos de sedação em pediatria: análise de medicamentos utilizados para sedação. Pediatrics. 2000;106(4):633-44. Epub 2000/10/04.

Pitetti R, Davis PJ, Redlinger R, White J, Wiener E, Calhoun KH. Efeito sobre as práticas de sedação em todo o hospital após a implementação das directrizes processuais de sedação e analgesia de 2001 da JCAHO. Arch Pediatr Adolesc Med. 2006;160(2):211-6. Epub 2006/02/08.

12 Bhatt M, Kennedy RM, Osmond MH, Krauss B, McAllister JD, Ansermino JM, et al. Recomendações baseadas no consenso para a normalização da terminologia e notificação de eventos adversos para sedação e analgesia processual do departamento de emergência em crianças. Ann Emerg Med. 2009;53(4):426-35 e4. Epub 2008/11/26.

13 Green SM, Yealy DM. A sedação processual vai Utstein: as directrizes de Quebec. Ann Emerg Med. 2009;53(4):436-8. Epub 2008/12/23.

14 Mason KP, Green SM, Piacevoli Q, International Sedation Task Force F. Ferramenta de notificação de eventos adversos para padronizar a notificação e o seguimento de eventos adversos durante a sedação processual: um documento de consenso da SIVA International Sedation Task Force Mundial. Br J Anaesth. 2012;108(1):13-20. Epub 2011/12/14.

15 Newman DH, Azer MM, Pitetti RD, Singh S. Quando é que um paciente pode ter alta após sedação processual? O calendário dos acontecimentos com efeitos adversos em 1367 sedações processuais pediátricas. Ann Emerg Med. 2003;42(5):627-35. Epub 2003/10/29.

16 Pitetti RD, Singh S, Pierce MC. Utilização segura e eficaz da sedação e analgesia processual por não analgésicos num departamento de emergência pediátrica. Arch Pediatr Adolesc Med. 2003;157(11):1090-6. Epub 2003/11/12.

17. Roback MG, Wathen JE, MacKenzie T, Bajaj L. Um ensaio aleatório e controlado de i.v. versus i.m. ketamina para sedação de pacientes pediátricos que

recebem procedimentos ortopédicos de emergência do departamento de ortopedia. Ann Emerg Med. 2006;48(5):605-12. Epub 2006/10/21.

18 Green SM, Rothrock SG, Lynch EL, Ho M, Harris T, Hestdalen R, et al. Cetamina intramuscular para sedação pediátrica no departamento de emergência: perfil de segurança em 1.022 casos. Ann Emerg Med. 1998;31(6):688-97. Epub 1998/06/13.

19. Godambe SA, Elliot V, Matheny D, Pershad J. Comparação do propofol/fentanil versus cetamina/midazolam para uma breve sedação ortopédica processual num departamento de emergência pediátrica. Pediatria. 2003;112(1 Pt 1):116-23. Epub 2003/07/03.

20. Pershad J, Godambe SA. Propofol para sedação processual no departamento de emergência pediátrica. J Emerg Med. 2004;27(1):11-4. Epub 2004/06/29.

Vespasiano M, Finkelstein M, Kurachek S. Propofol sedação: experiência dos intensivistas com 7304 casos num hospital infantil. Pediatrics. 2007;120(6):e1411-7. Epub 2007/12/07.

22 Willman EV, Andolfatto G. Uma avaliação prospectiva de "ketofol" (combinação cetamina/propofol) para sedação processual e analgesia no departamento de emergência. Ann Emerg Med. 2007;49(1):23-30. Epub 2006/10/25.

23 Elisabeth Guenther Skokan CP, Kathlene E. Bassett, e Douglas S. Nelson. Utilização de Sedação Propofol num Departamento de Emergência Pediátrica: Um Estudo de Prospectiva. CLIN PEDIATR. 2001;40:673-5.

24 Messenger DW, Murray HE, Dungey PE, van Vlymen J, Sivilotti ML. Subdissocia-dose quetamina versus fentanil para analgesia durante a sedação processual do propofol: um ensaio clínico aleatório. Acad Emerg Emerg Med. 2008;15(10):877-86. Epub 2008/08/30.

25 Cravero JP, Beach ML, Blike GT, Gallagher SM, Hertzog JH, Pediat Sedation Res C. A Incidência e Natureza dos Eventos Adversos Durante a Sedação/Anestesia Pediátrica com Propofol para Procedimentos Fora da Sala de

Operações: Um Relatório do Consórcio de Investigação em Sedação Pediátrica. Anestesia e Analgesia. 2009;108(3):795-804.

26 Cravero JP, Blike GT, Beach M, Gallagher SM, Hertzog JH, Havidich JE, et al. Incidência e natureza dos eventos adversos durante a sedação/anestesia pediátrica para procedimentos fora do bloco operatório: Relatório do consórcio de investigação sobre sedação pediátrica. Pediatrics. 2006;118(3):1087-96.

27. Directrizes práticas para o jejum pré-operatório e o uso de agentes farmacológicos para reduzir o risco de aspiração pulmonar: aplicação a pacientes saudáveis submetidos a procedimentos electivos: um relatório actualizado pela Sociedade Americana de Anestesiologistas Comité de Normas e Parâmetros de Prática. Anesthesiology. 2011;114(3):495-511. Epub 2011/02/11.

28 Hoffman GM, Nowakowski R, Troshynski TJ, Berens RJ, Weisman SJ. Redução do risco de sedação processual pediátrica através da aplicação de um modelo de processo da American Academy of Pediatrics/American Society of Anesthesiologists. Pediatrics. 2002;109(2):236-43. Epub 2002/02/05.

29. Sanborn PA, Michna E, Zurakowski D, Burrows PE, Fontaine PJ, Connor L, et al. Eventos cardiovasculares e respiratórios adversos durante a sedação de pacientes pediátricos para exames de imagem. Radiologia. 2005;237(1):288-94. Epub 2005/09/27.

30 Pena BM, Krauss B. Eventos adversos de sedação e analgesia processual num departamento de emergência pediátrica. Ann Emerg Med. 1999;34(4 Pt 1):483-91. Epub 1999/09/28.

31 Sacchetti A, Stander E, Ferguson N, Maniar G, Valko P. Pediatric Procedural Sedation in the Community Emergency Department: resultados do registo do ProSCED. Pediatria Emergente Care. 2007;23(4):218-22. Epub 2007/04/18.

7. DESENVOLVIMENTO DA ANESTESIA FORA DO TEATRO

A anestesia geral fora da sala de operações está em constante desenvolvimento devido à crescente procura de exames por parte dos profissionais e à necessidade de conforto do paciente. Tendo em conta esta exigência, a segurança óptima dos pacientes é um *pré-requisito para* este desenvolvimento.

O agente ideal para sedação/anestesia deve permitir aos médicos proporcionar aos pacientes analgesia, amnésia, uma duração de acção precisa e uma recuperação rápida sem quaisquer efeitos adversos. Infelizmente, este agente ainda não existe e temos de adaptar os nossos protocolos às nossas práticas para atingir estes objectivos.

O progresso deve ser orientado para melhorar a nossa capacidade de identificar em tempo real, antecipar e tratar eventos adversos.

Esta melhoria deve ser conseguida através de medicamentos anestésicos com os menores efeitos secundários, melhor monitorização e novas técnicas anestésicas.

7.1. NOVOS AGENTES ANESTÉSICOS

Fosfopropofol: é um medicamento destinado a oferecer os mesmos benefícios que o propofol com menor risco de depressão respiratória, contudo o seu longo início e duração de acção torna-o impróprio para sedação fora do bloco (1)

Remimidazolam: trata-se de uma benzodiazepina que tem uma duração de acção muito curta e uma recuperação mais rápida do que a midazolam (2)

Outras vias de administração (intranasal, bucal, e sublingual) oferecem alternativas à via intravenosa

- IN fentanil, administrado na dose de 1,5 µg/kg tem eficácia semelhante à dos opiáceos intravenosos (3) e não foram registados efeitos secundários importantes em ensaios clínicos pediátricos (4)

- IN sufentanil também demonstrou ser comparável à via parenteral (5)
- Dexmetomedina IN, que tem biodisponibilidade comparável à via intravenosa, foi recentemente utilizada como agente único para sedação em TC e procedimentos não dolorosos com uma elevada taxa de sucesso e efeitos adversos muito baixos (6,7)

7.2. TÉCNICAS ANESTÉSICAS

7.2.1. Infusão Controlada por Alvo (TCI): Este é um dispositivo de infusão que fornece um medicamento a uma concentração de sangue (cérebro) alvo usando modelos farmacocinéticos. A titulação do produto anestésico intravenoso é baseada nas respostas fisiológicas do paciente aos níveis plasmáticos. O desenvolvimento de modelos pediátricos permitir-nos-á administrar anestésicos e analgésicos de uma forma muito precisa.

7.2.2. Sedação Personalizada Assistida por Computador (CAPS): é um dispositivo de sedação personalizada assistida por computador concebido para integrar os dados do paciente no seu programa informático para adaptar a administração de medicamentos à resposta do paciente. O objectivo do CAPS é fornecer sedação moderada com propofol/fentanil aos pacientes ainda capazes de responder a estímulos verbais ou tácteis.

7.3. ACOMPANHAMENTO

7.3.1. O sao2: é monitorizado durante o procedimento utilizando o spo2, mas este último tem várias limitações:

- O intervalo de tempo entre o início da hipoventilação ou apneia e a alteração da saturação, que ocorre apenas após vários minutos, especialmente nas pessoas que recebem oxigénio.
- O spo2 mede a oxigenação, não a ventilação.

7.3.2. Capnografia: mais sensível que a oximetria de pulso, permite a detecção precoce da apneia, obstrução das vias aéreas e insuficiência respiratória. Um estudo recente mostrou uma diminuição dos eventos hipóxicos em pacientes monitorizados por capnografia, para além da oximetria de pulso em comparação com os monitorizados apenas por monitorização padrão ($p<0,05$) (8). Apesar disso, ainda não existem dados suficientes para recomendar o uso da capnografia na prática diária (9).

7.3.3. Monitorização da impedância acústica: Esta nova tecnologia permite a monitorização contínua e não invasiva da frequência respiratória. Utiliza um sensor adesivo com um transdutor acústico integrado aplicado na superfície externa do pescoço do paciente e apresenta uma taxa de respiração acústica contínua. Estes sensores adesivos não invasivos são mais facilmente tolerados do que os dispositivos de monitorização de CO_2 (cânulas nasais de capnogaphy) (10). Os resultados preliminares em adultos levaram à sua utilização em anestesia pediátrica (11).

O futuro da anestesia pediátrica fora do bloco operatório pode muito bem depender mais do desenvolvimento e normalização destas novas tecnologias, tanto na monitorização como nos meios de administração dos produtos anestésicos.

REFERÊNCIAS BIBLIOGRÁFICAS

Cohen LB, Cattau E, Goetsch A, Shah A, Weber JR, Rex DK, et al. Um estudo aleatório, duplo-cego, fase 3 de fospropofol dissódico para sedação durante a colonoscopia. J Clin Gastroenterol. 2010;44(5):345-53. Epub 2009/12/10.

Wiltshire HR, Kilpatrick GJ, Tilbrook GS, Borkett KM. Um estudo de dose única ascendente de fase I controlada por placebo e midazolam, avaliando a segurança, farmacocinética e farmacodinâmica do remimazolam (CNS 7056): Parte II. Modelação e simulação farmacocinética e farmacodinâmica da população. Anesth Analg. 2012;115(2):284-96. Epub 2012/01/19.

Borland M, Jacobs I, King B, O'Brien D. Um ensaio controlado aleatório comparando fentanil intranasal com morfina intravenosa para gerir a dor aguda em crianças no departamento de emergência. Annals of emergency medicine. 2007;49(3):335-40. Epub 2006/10/28.

Hansen MS, Mathiesen O, Trautner S, Dahl JB. Intranasal fentanyl no tratamento da dor aguda - uma revisão sistemática. Acta anaesthesiologica Scandinavica. 2012;56(4):407-19. Epub 2012/01/21.

5. Minkowitz HS, Singla NK, Evashenk MA, Hwang SS, Chiang YK, Hamel LG, et al. Farmacocinética de comprimidos de sufentanil sublingual e eficácia e segurança na gestão da dor pós-operatória. Anestesia regional e medicina da dor. 2013;38(2):131-9. Epub 2012/12/29.

6 Li BL, Ni J, Huang JX, Zhang N, Song XR, Yuen VM. Dexmedetomidina intranasal para sedação em crianças em estudo de ecocardiografia transtorácica - um estudo observacional prospectivo. Anestesia pediátrica. 2015;25(9):891-6. Epub 2015/05/12.

7 Mekitarian Filho E, Robinson F, de Carvalho WB, Gilio AE, Mason KP. Intranasal dexmedetomidina para sedação para tomografia computorizada pediátrica. J Pediatr. 2015;166(5):1313-5 e1. Epub 2015/03/10.

8. Deitch K, Miner J, Chudnofsky CR, Dominici P, Latta D. A monitorização das marés de CO2 durante os procedimentos de sedação e analgesia do

departamento de emergência com propofol diminui a incidência de eventos hipóxicos? Um ensaio aleatório e controlado. Ann Emerg Med. 2010;55(3):258-64. Epub 2009/09/29.

9 Waugh JB, Epps CA, Khodneva YA. A capnografia melhora a vigilância de eventos respiratórios durante a sedação processual: uma meta-análise. J Clin Anesth. 2011;23(3):189-96. Epub 2011/04/19.

10. Mimoz O, Benard T, Gaucher A, Frasca D, Debaene B. Precisão da monitorização da frequência respiratória utilizando um método acústico não invasivo após anestesia geral. Br J Anaesth. 2012;108(5):872-5. Epub 2012/02/11.

11. Patino M, Redford DT, Quigley TW, Mahmoud M, Kurth CD, Szmuk P. Precisão da monitorização da taxa respiratória acústica em pacientes pediátricos. Pediatra Anaesth. 2013;23(12):1166-73. Epub 2013/09/17.

8. CONCLUSÃO E PERSPECTIVAS

A anestesia fora da sala de operações facilita a realização de procedimentos diagnósticos e terapêuticos tanto para a criança como para a pessoa que realiza o procedimento. A fim de o fornecer com toda a segurança,

- É necessária uma organização estrutural da mesma qualidade que a da sala de operações;
- Um local seguro com equipamento e monitorização da mesma qualidade que a sala de operações
- E pessoal qualificado com competências na gestão de complicações cardio-respiratórias.
- Sem isto, a anestesia fora da sala não pode ser executada.

No sentido de reduzir os efeitos adversos, e como perspectiva, seria sensato combinar técnicas não farmacológicas, tais como actividades de distracção, jogos interactivos e hipnose com anestésicos para reduzir o stress da criança e dos seus pais, o consumo de anestésicos e facilitar ainda mais a cooperação da criança com procedimentos subsequentes.

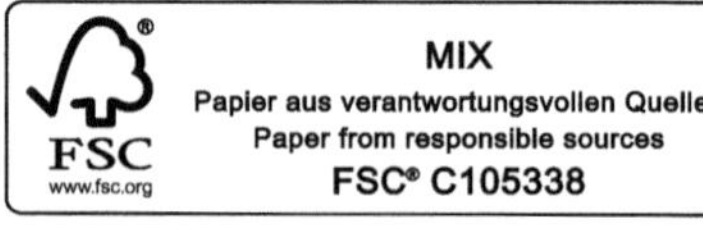

Printed by Books on Demand GmbH, Norderstedt / Germany